運動・からだ図解

初学者でも生理学がよくわかる1冊

生理学

BASICS OF PHYSIOLOGY

の基本

新装版

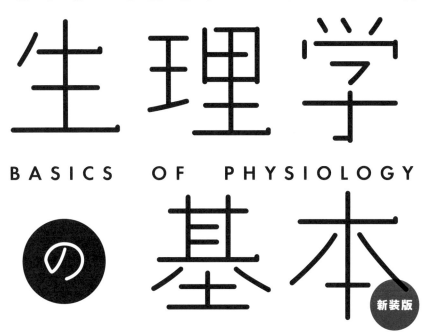

九州医療スポーツ専門学校教育参与 中島雅美

JN125278

マイナビ

はじめに

　本書を今、手に取って学ぼうとされている方は、医療技術者を目指しているのでしょうか。それとも一般の読者で「人間の身体」にとても興味を持っている方でしょうか。どちらにしても「人間の身体」を「学びたい、学ぼう」と思ったからこそ、本書に興味を持ったのでしょう。
「人間の身体」を学ぶのに、「解剖学」と「生理学」は切っても切り離すことができません。なぜなら、「解剖学」は「人間の身体の構造とその名称」を、「生理学」はその「構造各部分の働き（機能）」を学ぶ学問だからです。例えば心臓で考えてみると、そのつくりが「どんな部品でできているか？その部品の名前は？」を知るのが「解剖学」であり、「その部品がどのように動くのか？」を学ぶのが「生理学」です。

　この地球上に人間として産まれ生きてきた以上、自分自身の身体のことを知りたいと思うことは大変、素晴らしいことです。ですから、その素晴らしい学問である「解剖学」と「生理学」を楽しみながら学んでいただきたいと思っています。

　今回、この書籍を監修するに当たり、読者の方々が「なるほど〜」「あ〜そうなんだ」「はは〜分かったぞ〜」と言っていただけるようにすることを第一に考えました。そのための企画が「見開き２ページで１項目を理解する」ことでした。１ページには解説、もう１ページに解説をイメージ化したイラストをたくさん掲載しました。ですから、解説を読みながらイラストをしっかりと見て確認作業をしていただければ、解説の意味が必ず分かってきます。

　「生理学」は、分かると本当におもしろい学問です。本書を読み終わったとき、「生理学っておもしろいね。得意になっちゃった」と言っていただけることを期待しています。皆さまが『生理学』を楽しそうに学ぶ姿を心から願って、私の「はじめに」の言葉と致します。

中島雅美

Contents

神経系

感覚器

循環器

体液・血液

呼吸器系

消化器系

栄養と代謝

腎・泌尿器

内分泌

生殖

本書の使い方

ポイント
ここで学習する内容のポイントをまとめています。

試験に出る語句
生理学を必要とする各種資格試験の出題率が高い語句をピックアップしています。

キーワード
本文の中で重要な用語や難しい用語を解説しています。

メモ
本文の用語をさらに詳しく解説しています。

2種類のコラム

学習する内容の付随情報を紹介し、より深い本文の理解を促します。

生理学の中でも運動に関する知識を掘り下げて紹介しています。

カラー図解イラスト
人体の機能や構造をわかりやすいイラストで解説しています。

仕組み・部位の解説
イラストで示した人体の機能や構造をより詳しく解説しています。

イラスト解説
人体の機能をクローズアップし、プロセスなどを加えてより詳しく解説しています。

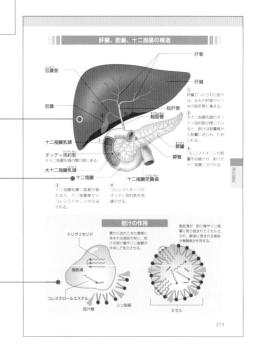

第 1 部

生理学の基礎知識

- ● 生理学とは何か
- ● ホメオスタシスとは
- ● 成長・発達と老化

生理学とは何か

ポイント

- ●生理学は、ヒトの体の仕組みや働きを解明する学問。
- ●健康な生活のための知識として、生理学は身近な学問である。
- ●生理学は解剖学と併せて理解する必要がある。

ヒトの体の仕組みを学ぶ学問

生理学は、主に動物の体の仕組みや働きを明らかにする学問です。そして、一般的に生理学という場合はヒトの生理を対象とする学問のことを指しています。

生理学は、体の構造を明らかにする学問である解剖学と併せて学ぶ必要があります。解剖学が人体のハードウエアを学ぶ領域とすれば、生理学はソフトウエアを理解する領域です。どちらが欠けても、ヒトの生命活動の仕組みは理解できません。また、ヒトの生理を理解するには、生物学や化学、物理学などの基礎的な学問や、生化学などの関連領域の知識も必要です。

人体は、炭素、酸素、水素、窒素をはじめ、ナトリウムやカルシウム、鉄など限られた種類の元素の集まりです。その単なる元素の集まりが、1つの生命体として個性を持ち、ものを考え、学び、行動し、社会をつくって生活しているというのは、考えてみれば不思議なことです。生理学は、その生命の神秘の一端を教えてくれます。

生理学を学ぶ意義

生理学は難しいと敬遠されがちですが、本来はとても身近な学問です。生理学を理解すれば、健康に生活するためにはどうすればよいか、逆に何が体に悪いのか、意味のないことなのかが判断できるようになります。

また医療や介護、健康ケアやスポーツなど、人の健康や病気・けがにかかわる専門職にとって、生理学が欠かせない学問であることは言うまでもありません。

キーワード

生物学
基礎科学の一分野で、植物や細菌などを含むすべての生物について、その形態や生理だけでなく、進化や分類などを学ぶ学問である。

生化学
生物の営みを化学的に解明する分野。生体内の化学反応を扱うので、生理学との関係は深く、両者の境界にはやや曖昧（あいまい）な部分もある。

メモ

生理学の種類
基本的な生理学から、大脳の生理、神経の生理など細分化された分野や、運動における生理学をひもとく運動生理学などの専門分野に分かれている。近年では、体内の現象を力学的に解明する生体力学（バイオメカニクス）など、ほかの分野と融合したものも生まれている。

生理学と関連分野

生理学は解剖学とセットで学ぶことが大切である。生理学には、大脳生理学や運動生理学などの専門分化した分野がいくつもある。

生理学

動物の生命現象を解明する学問で、一般的に生理学というときはヒトの生理を対象にしている。

脳と神経の仕組み
五感の仕組み
運動の仕組み
呼吸と循環の仕組み
消化と吸収の仕組み
ホルモンの働き
生殖の仕組み
代謝の仕組み
免疫と止血の仕組み

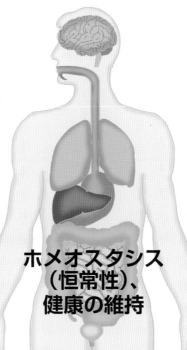

ホメオスタシス（恒常性）、健康の維持

解剖学

動物の形態や構造を解明する学問。生理学と同様、一般的に解剖学というときはヒトの体を対象にしている。解剖学を知らないと、生理学は理解できない。

脳と神経の構造
特殊感覚器の構造
骨と関節と骨格筋の構造
呼吸器と循環器の構造
消化器の構造
内分泌腺の構造
生殖器の構造

生理学の専門分野

・細胞生理学
・運動生理学
・大脳生理学
・神経生理学
・電気生理学など

関連分野

・生物学
・生化学
・化学
・物理学
・工学
・分子生理学
・病理学など

ホメオスタシスとは

ポイント
- 体内環境を一定に保つことやその仕組みをホメオスタシスという。
- ホメオスタシスの仕組みは受容器と中枢、効果器の連携で成り立つ。
- 負のフィードバック機構によってホメオスタシスが維持される。

体内の環境を一定に保つ仕組み

　ホメオスタシスとは、**体内の環境を一定に保つこと**やその仕組みのことで、**恒常性**ともいいます。私たちの生活の中では、外界の気温や湿度などの環境、毎日の食事で摂取する栄養素、睡眠や運動の量などは、日々大きく変化します。そのような変化にさらされていても、ヒトの血液などの**体液の量**や**pH、体温**や**血圧**といった**体内環境**は一定の範囲に保たれます。その働きがホメオスタシスです。

　ホメオスタシスの仕組みは、体内の状態を感知する**受容器**と、中央制御室としての中枢、更に**中枢**からの指令を受けて調節を実行する**効果器**の連携で成り立っています。例えば、大量に発汗すると体液が減り、血圧が下がります。すると心臓や大きな血管にある受容器がそれを感知し、その情報を受け取った中枢が自律神経系の交感神経を通じて、全身の細動脈に「収縮せよ」という指令を出します。そして細動脈が収縮して血圧が上がります。

負のフィードバック機構が働く

　中枢から発せられた指令によって血圧が上がると、今度は血圧が上がったことが感知されて中枢に届き、先ほど発せられた「動脈は収縮せよ」という指令が**抑制**されます。このように、中枢から出た指令によって起きた現象が、今度は先の指令を抑制するように働くことを**負のフィードバック機構**といいます。この仕組みがあるからこそ、ある機能の上がり過ぎや下がり過ぎを防ぎ、ちょうど良い範囲に保っておくことができるのです。

試験に出る語句

ホメオスタシス（恒常性）
体液の量やpH、体温、血糖値、血圧などの体内環境を一定の範囲に保つことやその仕組み。自律神経系や内分泌系、血管や腎臓などが重要な役割を果たす。

負のフィードバック機構
中枢からの指令を抑制する仕組み。人体の調節機構のほとんどはこのように行なわれている。

キーワード

効果器
中枢からの指令がその効果を発揮する器官。例えば、中枢から細動脈を収縮させる指令が出たとき、効果器は細動脈の壁の平滑筋である。

化学受容器
血液などの酸素濃度や二酸化炭素濃度、pHなどを感知するセンサー。大動脈弓や頸動脈などにある。

メモ

フィードバック機構
ホメオスタシスを維持するための調節機構のほとんどは負のフィードバック機構によって調節されている。しかし分娩にかかわる反応と血液凝固に関しては正のフィードバック機構が働く。

ホメオスタシスとは

環境や生活習慣などが変化しても、体内の環境を一定の範囲に保つ働きがホメオスタシスである。

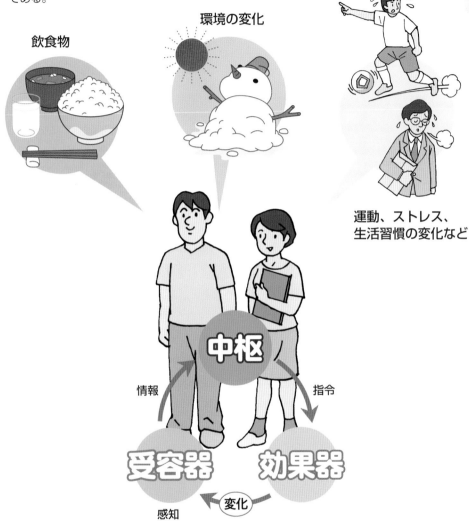

飲食物

環境の変化

運動、ストレス、
生活習慣の変化など

負のフィードバック機構

受容器からの情報をもとに中枢から発せられた指令により、効果器が変化を起こすと、その変化が受容器によって中枢に報告され、先ほどの指令が抑制される。中枢からの指令によって起きた変化が、今度は中枢の指令を抑制することになるため、負のフィードバック機構という。これによってバランスが保たれる。

成長・発達と老化

●長さや重さなど体の量的要素が増大することを成長という。
●体の機能が質的に成熟することを発達という。
●成長と発達がピークを過ぎ、退行性変化を起こすことを老化という。

発生、成長、発達の違い

1個の受精卵が細胞分裂を繰り返し、増えた細胞が特別な機能を持つ細胞に分化しながら、全身の器官や臓器を構成し、1つの生体になる過程を発生といいます。

出生してからは、形態と機能は成熟に向けて大きく変化していきます。そのプロセスのうち、体の長さや重さなどが量的に増大することを成長といいます。一方、体の機能が質的に成熟していくことを発達といいます。成長と発達のスピードは小児期に著しく、ヒトはおおよそ20歳前後に成熟します。ただし成熟のピークは機能によって異なります。例えば知識や思考、判断などの知的活動は、中年期を経ても更に発達すると考えられています。

老化とは何か

成長と発達がピークを過ぎ、体の形態と機能が加齢とともに退行性変化を起こすことを老化といいます。ヒトの場合、成人後は体の形態や機能などの多くの要素が老化のプロセスに入ります。老化がなぜ起こるのかについては諸説あり、まだ完全に解明されていません。

体力や視力、聴力などの低下、皮膚のしわやしみなどは自覚しやすい老化現象です。一方、免疫機能の低下、動脈硬化、骨量の減少、肺でのガス交換機能の低下、腎機能の低下などは、病的な範囲まで低下しない限り、自覚しにくい老化現象といえます。また、心筋自体の収縮能力や栄養素の消化・吸収の機能など、高齢になっても顕著な低下を示さない要素もあります。

成長・発達と老化のプロセス

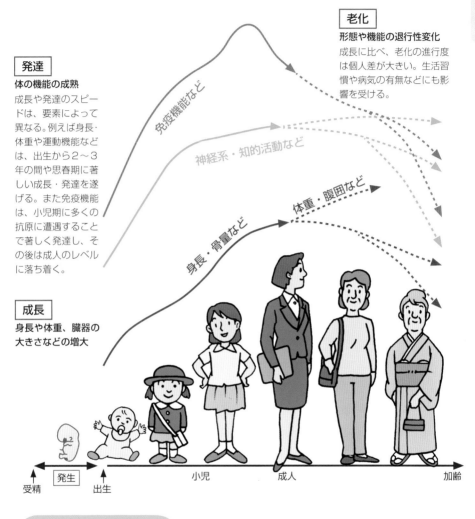

老化

形態や機能の退行性変化

成長に比べ、老化の進行度は個人差が大きい。生活習慣や病気の有無などにも影響を受ける。

発達

体の機能の成熟

成長や発達のスピードは、要素によって異なる。例えば身長・体重や運動機能などは、出生から2〜3年の間や思春期に著しい成長・発達を遂げる。また免疫機能は、小児期に多くの抗原に遭遇することで著しく発達し、その後は成人のレベルに落ち着く。

免疫機能など

神経系・知的活動など

体重・腹囲など

身長・骨量など

成長

身長や体重、臓器の大きさなどの増大

受精　発生　出生　　　　小児　　　　成人　　　　　　　加齢

基礎知識

Athletics Column

体力の発達は 20 歳前後がピーク

　握力や背筋力などの筋力、垂直跳びなどの瞬発力の体力テストの成績は 20 歳ごろがピークです。光を合図にジャンプして反応速度を測るテストの成績は 10 代後半、ボール投げの距離や、バランス能力を測るテストの成績は 20 代半ばにピークを示し、どの体力要素も加齢とともに低下します。しかし高齢になっても適切なトレーニングを行なえば、体力の低下を防いだり、またはある程度増進させることも可能です。

参考文献：東京都立大学体力標準値研究会編『新・日本人の体力標準値 2000』 不昧堂出版

15

運動を通して生理学を追究する運動生理学

　運動生理学は生理学の1つの分野です。生理学は人体のあらゆる機能を明らかにする学問で、基本的には体が活動していない状態での機能を取り扱います。それに対して運動生理学では、運動やスポーツ活動のときに体の機能がどのように働くかを追究します。したがって当然のことながら、運動生理学は生理学の知識がベースになります。とかく難しくて苦手と言われがちな生理学ですが、好きなスポーツを通して体の機能を解き明かしていくと、より理解が深まるかもしれません。

　運動生理学を追究するには、まず骨格筋が収縮する仕組みの理解が必要です。でもそれは入り口に過ぎません。骨格筋は、それを支え運動の支点となる骨や、運動の指令を伝える神経系がなければ機能しません。また、骨格筋の収縮に必要な酸素やエネルギー源を取り込み、送り届ける呼吸器、消化器、循環器の理解も必須です。運動生理学では、呼吸や循環の機能が運動パフォーマンスにどんな影響を及ぼすか、逆に運動をすることでこれらの機能がどのように発達するのかを探ります。また動体視力や平衡感覚、位置覚・運動覚などの深部感覚といった感覚器の機能も、運動の重要なファクターです。

　運動とは直接関係がなさそうな分野の中にも、運動生理学のテーマになるものが数多くあります。例えば体液のpHや体内水分量が運動パフォーマンスにどう影響するのかという疑問に対しては、体液の酸塩基平衡やその調節にかかわる腎臓機能の知識を持って取り組まなければなりません。適度な運動が免疫機能の向上に役立つことが知られるようになったのも、運動生理学の研究によるものです。内分泌や生殖の機能と運動の関係においては、女性アスリートのホルモン異常や月経不順の問題、筋力アップと男性ホルモン、疲労回復と成長ホルモンの関係など、取り組むべき課題は盛りだくさんです。

第2部

生理の
基本と仕組み

- 細胞
- 運動器
- 神経系
- 感覚器
- 循環器
- 体液血液
- 呼吸器系
- 消化器系
- 栄養と代謝
- 腎・泌尿器
- 内分泌
- 生殖

細胞

細胞の生理

ポイント
- ●人体には約 200 種類、60 兆個の細胞がある。
- ●細胞は生命活動の基本的な単位である。
- ●細胞は細胞質と核が細胞膜で覆われた構造をしている。

すべての生命活動は細胞の営み

　細胞は生物を構成する基本単位です。細胞の内外で**物質**をやりとりし、取り込んだ物質を**分解**して**エネルギー**を産出したり、生体に必要な物質を**合成**します。また**細胞分裂**を行ない、生命を維持し、子孫を残します。

　約60兆個もの細胞で構成されているヒトも、もとは1個の受精卵です。細胞分裂を繰り返して数を増やし、それらがさまざまな機能を持つ細胞に分化して、全身の臓器や器官がつくられます。人体には200種類もの細胞があるといわれていますが、基本的な構造は同じです。細胞は、**核**と、リボソームやミトコンドリアなどの細胞内小器官などを含む**細胞質**、それらを包む**細胞膜**で構成されます。

<細胞の構造と働き>

　主な構造と働きは以下の通りです。

①**細胞膜**：細胞内と外とを隔て、物質をやりとりする2層のリン脂質から成る（P.20参照）。

②**核**：遺伝情報を伝えるDNAが格納されている（P.22参照）。

③**細胞質**：コロイド状の物質と細胞内小器官。物質代謝を行なう。

④**リボソーム**：アミノ酸をつなげてたんぱく質を合成する（P.22参照）。

⑤**ミトコンドリア**：エネルギーの基となるATPを合成する。

⑥**小胞体**：細胞内の物質の輸送を行なう。リボソームが付着した粗面小胞体と、リボソームが付着していない滑面小胞体がある。

 試験に出る語句

細胞質
細胞膜と核を除いた部分。大半が水で、たんぱく質、ブドウ糖、脂質、イオンなどを含むコロイド状の細胞質ゾル（サイトゾル）と、リボソームなどの細胞内小器官で構成される。

 キーワード

細胞内小器官
細胞質の中に浮かんでいるさまざまな装置のこと。本文に挙げたもののほかに、中心体、ゴルジ装置（ゴルジ体）、リソソーム、小胞などがある。

粗面・滑面小胞体
粗面小胞体は、たんぱく質の合成にかかわり、滑面小胞体は脂質の合成にかかわる。

 メモ

細胞の大きさ
人体の細胞の平均的な大きさは10〜30μm程度。小さい細胞の代表はリンパ球で直径5μm程度、最も大きい細胞は卵子で直径200μm程度である。1μmとは、1000分の1mm。

中心体
2個ある。細胞分裂を行なうときに、染色体を左右に引っ張っていく。

粗面小胞体
リボソームがつく粗面小胞体はたんぱく質の合成にかかわる。

リソーム
中の酵素により細胞内の老廃物を処理する。

核
DNA が格納されている。

細胞膜
二重のリン脂質で構成される。細胞の中と外を隔てて、物質のやり取りをする。

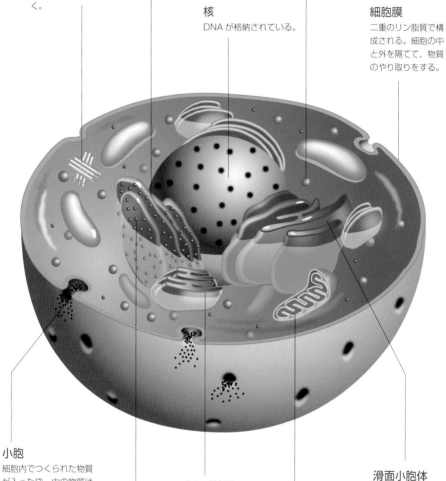

小胞
細胞内でつくられた物質が入った袋。中の物質は細胞膜から放出される。

リボソーム
アミノ酸をつなげてたんぱく質をつくる。小胞体に付く付着リボソームと、細胞質内に浮遊する遊離リボソームがある。

ゴルジ装置
細胞内で合成された物質の加工や輸送を行なう。

ミトコンドリア
ATP を合成する（エネルギーを産生する）。

滑面小胞体
一部が核膜につながる。リボソームが付かない滑面小胞体は脂質代謝に関係する。

細胞膜の物質輸送

ポイント

- ●2層の脂質でできた細胞膜は脂質を容易に通す。
- ●細胞膜に埋まった膜たんぱく質は物質輸送に関与する。
- ●エネルギーを使って行なう輸送を能動輸送という。

受動輸送の単純拡散と促進拡散

　細胞膜を通して細胞の中と外で物質をやりとりする仕組みは、物質が自然に移動する受動輸送と、エネルギーを使って物質を移動させる能動輸送に分けられます。

　受動輸送には、単純拡散と促進拡散があります。拡散とは、物質が濃度の高い方から低い方へ移動する現象のことで、エネルギーを必要としません。

　単純拡散とは、脂質でできた膜を通れる脂溶性物質や酸素などの分子の小さいガスが細胞膜をそのまま通過することです。水やイオンなどの荷電分子は、細胞膜に埋まっているたんぱく質の膜チャネルを通過します。

　促進拡散とは、細胞膜に埋まっているたんぱく質でできたキャリア（担体）が、分子が大きい物質や、脂質に溶けないため細胞膜を通れない物質で、かつ荷電されていない分子（ブドウ糖など）を通過させる仕組みです。現象としては拡散で、エネルギーは必要としません。

能動輸送の仕組み

　能動輸送は、エネルギーを使ってポンプのような装置を動かして物質を移動させる仕組みです。例えば、ナトリウム－カリウムポンプは、ナトリウムイオン（Na^+）を常に細胞外にくみ出し、カリウムイオン（K^+）を細胞内に取り込んでいます。そのため、ナトリウムとカリウムのイオンの濃度は、細胞の中と外とで大きく違います。

受動輸送
エネルギーを使わずに物質が移動する仕組み。拡散などの物理的現象による。

能動輸送
エネルギーを使ってポンプを動かして物質を移動させる仕組み。そのためのエネルギーは ATP を使う。

荷電分子
正または負の電気を持つ分子。例えばナトリウムは、体液中では荷電されたナトリウムイオン（Na^+）として存在する。ブドウ糖などは体液中でも電気を持たない（非荷電）。

細胞膜の通過
細胞膜は2層のリン脂質でできているため、脂質は膜をそのまま通過できる。水などの脂質に溶けない物質は通過できない。
細胞膜には膜たんぱく質と呼ばれる装置が埋まっている。膜たんぱく質には、物質を運ぶための輸送体のほか、外からの刺激をキャッチする受容体の働きをするものがある。

細胞膜の構造と膜たんぱく質

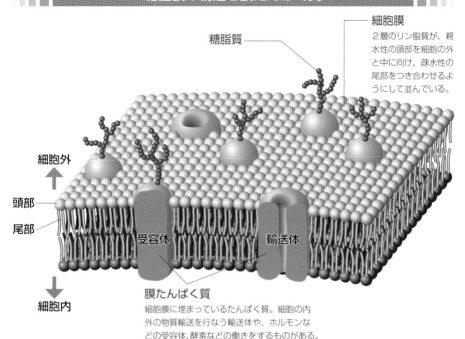

糖脂質

細胞膜
2層のリン脂質が、親水性の頭部を細胞の外と中に向け、疎水性の尾部をつき合わせるようにして並んでいる。

細胞外

頭部

尾部

細胞内

受容体

輸送体

膜たんぱく質
細胞膜に埋まっているたんぱく質。細胞の内外の物質輸送を行なう輸送体や、ホルモンなどの受容体、酵素などの働きをするものがある。

細胞膜の物質の輸送方法

①単純拡散
細胞膜の中と外である物質の濃度が違うとき、物質は濃度が高い方から低い方に移動する。この拡散の現象により、物質が細胞膜を自然に通過する仕組み。ステロイドなどの脂質や、酸素や二酸化炭素など、分子が小さいガスの移動で起こる。

②イオンチャネル
膜たんぱく質でできたチャネル（経路）を、水、ナトリウムやカリウム、カルシウムなどのイオン（脂質に溶けないので細胞膜をそのまま通過できない）が拡散現象によって通過する仕組み。輸送方法としては単純拡散である。

③促進拡散
膜たんぱく質でできたキャリア（担体）が、ブドウ糖など荷電されていない分子や大きな分子を通す仕組み。エネルギーは必要としない。

④イオンポンプ
エネルギーを使ってポンプのような装置を動かし、物質を移動させる仕組み。エネルギーはATPを使う。ナトリウムを細胞の中から外にくみ出すナトリウム－カリウムポンプなどがある。

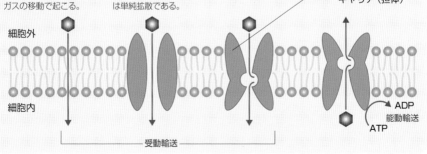

細胞外

細胞内

キャリア（担体）

ADP
能動輸送
ATP

受動輸送

DNAとたんぱく質の合成

ポイント

- ● DNA の塩基の並びはたんぱく質の設計図である。
- ● DNA の設計図は mRNA によって転写される。
- ●設計図に沿って tRNA がアミノ酸をつなげ、たんぱく質をつくる。

DNA はたんぱく質の設計図である

　DNA（デオキシリボ核酸）の塩基の配列は、体をつくるたんぱく質の設計図です。塩基の配列が示す**アミノ酸をつなげてたんぱく質**が合成されるのです。たんぱく質の合成には、**DNA** と **RNA**（リボ核酸）、**リボソーム**と**粗面小胞体**がかかわっています。

<たんぱく質が合成されるプロセス>

　細胞内では、次のようなプロセスでたんぱく質の合成が行なわれています。

① 核の中で DNA の鎖がほどける。

② mRNA（メッセンジャー RNA）が、DNA の塩基に合わせて並び、つながる。これが DNA のネガになる。このプロセスを**転写**という。

③ mRNA が核を出て、粗面小胞体に付着するリボソームにつく。

④ mRNA の塩基の３つずつ（これを**コドン**という）が示すアミノ酸を、tRNA（トランスファー RNA）が運んできて、アミノ酸を次々につなげ、たんぱく質をつくる。このプロセスを**翻訳**という。

　DNA はアデニン（A）、チミン（T）、グアニン（G）、シトシン（C）の４種類の塩基を持っています。アデニンはチミンと、グアニンはシトシンと組んで向き合い、**二重らせん構造**をつくっています。RNA にはチミンがなく、代わりにウラシル（U）があり、ウラシルは常にアデニンと組みます。mRNA は、DNA の塩基の相手になる塩基をつなげていくことで**転写**を行ないます。

試験に出る語句

DNA
デオキシリボ核酸。デオキシリボースとリン酸と塩基からなるヌクレオチドがつながったもの。2 本の DNA が向かい合って二重らせん構造をつくる。アデニン（A）、チミン（T）、グアニン（G）、シトシン（C）。

RNA
リボ核酸。リボースとリン酸と塩基で構成される。アデニン（A）、ウラシル（U）、グアニン（G）、シトシン（C）。

キーワード

転写
核の中で、mRNA が DNA のネガをとること。

翻訳
リボソームで、mRNA が示す設計図（ネガ）に沿って、tRNA がアミノ酸をつなぎ、DNA の設計図通りのたんぱく質を合成すること。

メモ

DNA の情報
DNA は設計図が書き込まれた「紙」であり、遺伝子はそこに書かれている図や文字などの情報である。

姿を変える染色体
染色体とは、細胞分裂時に DNA が X や Y の字に似た形に姿を変えたもののこと。

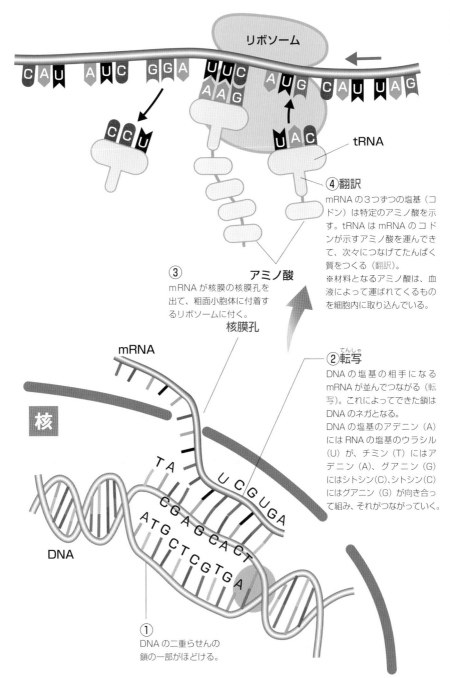

細胞

リボソーム

CAU AUC GGA UUC AUG CAU UAG

AAG

CCU

UAC

tRNA

④翻訳
mRNA の３つずつの塩基（コドン）は特定のアミノ酸を示す。tRNA は mRNA のコドンが示すアミノ酸を運んできて、次々につなげてたんぱく質をつくる（翻訳）。
※材料となるアミノ酸は、血液によって運ばれてくるものを細胞内に取り込んでいる。

③
mRNA が核膜の核膜孔を出て、粗面小胞体に付着するリボソームに付く。

アミノ酸

核膜孔

mRNA

核

②転写
DNA の塩基の相手になる mRNA が並んでつながる（転写）。これによってできた鎖は DNA のネガとなる。
DNA の塩基のアデニン（A）には RNA の塩基のウラシル（U）が、チミン（T）にはアデニン（A）、グアニン（G）にはシトシン（C）、シトシン（C）にはグアニン（G）が向き合って組み、それがつながっていく。

T A   U C G U G A

C G A G C A C T

A T G C T C G T G A

DNA

①
DNA の二重らせんの鎖の一部がほどける。

細胞

細胞分裂の仕組み

ポイント
- ●体の細胞の複製は、体細胞分裂によって行なわれる。
- ●卵子や精子は、減数分裂によってつくられる。
- ●体細胞分裂と減数分裂では染色体の数とDNAの量の変化が違う。

体細胞分裂と減数分裂

細胞が行なう細胞分裂には、体の細胞をそのまま複製する**体細胞分裂**と、子孫を残すための配偶子（卵子、精子）をつくる**減数分裂**があります。

<体細胞分裂のプロセス>

体細胞分裂でつくられる新しい細胞は、元の細胞と同じ**46本の染色体**を持ち、遺伝情報も同じです。

①核でDNAが複製されて2倍になる。複製されたDNAは、**セントロメア**という点で付着したままの状態。

②DNAが太く染色体の形になる。**核膜**が消える。

③染色体が細胞の赤道面に並ぶ。細胞の両側に分かれた中心体から**紡錘糸**が伸び、染色体のセントロメアに付く。

④紡錘糸によって染色体が分離され、細胞の両側に引っ張られる。

⑤核膜が再形成され、中央がくびれて細胞が2つになる。

<減数分裂のプロセス>

減数分裂でできる細胞は、元になる細胞の半分の**23本**の染色体を持ちます。プロセスの途中で一部の遺伝情報が入れ替わる**交叉**が起こるのが特徴です。

❶DNAの複製から染色体の形になり、核膜が消えるまでは体細胞分裂と同じ。

❷同じ番号の染色体の間で**交叉**が起こる。

❸DNAが2倍のまま、染色体の数が**半分**になるように分裂する（第1分裂）。

❹染色体が分離され、細胞の両側に引っ張られてそれぞれが**配偶子**になる（第2分裂）。

試験に出る語句

体細胞分裂
1個の細胞から同じ内容の細胞を2個複製する細胞分裂。紡錘糸によって染色体が分かれることから有糸分裂ともいう。
※減数分裂でも紡錘糸はかかわるが、一般的に有糸分裂という場合、減数分裂は含まない。

減数分裂
卵母細胞から卵子を、精母細胞から精子をつくる細胞分裂。1個の細胞から4個の配偶子ができる。

キーワード

セントロメア
染色体の中央付近にあり、細胞分裂の際に中心体から伸びる紡錘糸が付く部分のこと。動原体ともいう。

メモ

減数分裂と遺伝子情報
減数分裂では、同じ番号の染色体（相同染色体）の間で一部の遺伝子が入れ替わる交叉が起こる。このため同じ親から生まれた兄弟姉妹でも、容姿などは常に異なる。

体細胞分裂

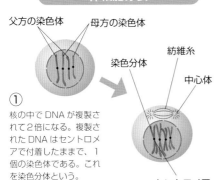

父方の染色体　母方の染色体
染色分体　紡維糸
中心体
セントロメア

① 核の中でDNAが複製されて2倍になる。複製されたDNAはセントロメアで付着したままで、1個の染色体である。これを染色分体という。

② DNAが太く短くなって染色体の形になる。染色体の数は46本で、DNAの量は2倍。核膜が消える。

③ 染色体が細胞の赤道面に並ぶ。細胞の両側に分かれた中心体から紡錘糸が伸び、染色体のセントロメアに付く。

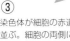

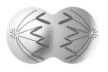

④ 紡錘糸によって染色体が細胞の両側に引っ張られていき、分離する。

⑤ 細胞の両側に集まった染色体の周りに核膜が再形成される。中央がくびれて細胞が2つになる。できた細胞のDNAと染色体の数は元の細胞と同じ。

減数分裂

❶－A DNAが複製されて2倍になる。複製されたDNAはセントロメアで付着したままで、1個の染色体である。

❶－B DNAが太く短くなって染色体の形になる。染色体は46本、DNAの量は2倍。核膜が消える。

❷ 同じ番号の染色体（相同染色体）がくっついて、お互いの間で一部の遺伝子が入れ替わる（交叉）。

交叉が起こる

第1分裂

❸ DNAの量が2倍のまま、相同染色体のペアが引き離されるようにして分裂する（第1分裂）。できた細胞の染色体の数は元の半分の23本。

この細胞からも2個の配偶子ができる。

第2分裂

❹ セントロメアで付着していた染色体が、細胞の両側に引っ張られるようにして分離し、それぞれが配偶子になる（第2分裂）。その結果、染色体の数とDNAの量が半分になった細胞が4個できる。

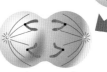

細胞

骨の働き

ポイント

- 骨は体の支柱であり、運動の支点にもなる。
- 骨の中にある骨髄で赤血球などの血球をつくる。
- カルシウムの貯蔵庫となる。

骨格をつくるだけではない

　人体にあるおよそ206個の骨は、人体の骨組みです。骨がなければヒトはその形状を保つことも、立ったり歩いたりといった運動をすることもできません。さらに骨の働きは骨格を形成するだけではなく、**造血やカルシウムの貯蔵**などにもかかわっています。

　まず、ヒトの骨は**骨格**を形成し、運動の支点となります。人体の骨以外の組織は柔らかいため、骨がなければヒトはその形を維持することができません。また複数の骨が関節をつくることで、歩く、手作業をするなどの運動が可能になります。

　次に、骨は**内臓**を守ります。頭蓋骨は脳を、肋骨、胸骨、胸椎で構成される胸郭は肺や心臓を、骨盤は女性の子宮などを保護しています。

血球をつくるのも骨の役割

　骨の中にある骨髄では、**造血幹細胞**から赤血球、白血球、血小板がつくられます。骨髄でできた血球は、骨質を貫いている血管に入り、骨の外に送り出されます。

　また、骨はリン酸カルシウムとコラーゲンでできています。人体にある約1kgのカルシウムのうち、**99％**は骨にあります。カルシウムは**止血**や**神経**の興奮の伝達など、生体のさまざまな機能に重要なミネラルで、血液中の**カルシウム**の濃度が下がると骨から取り出され、血液中に送り出されます。

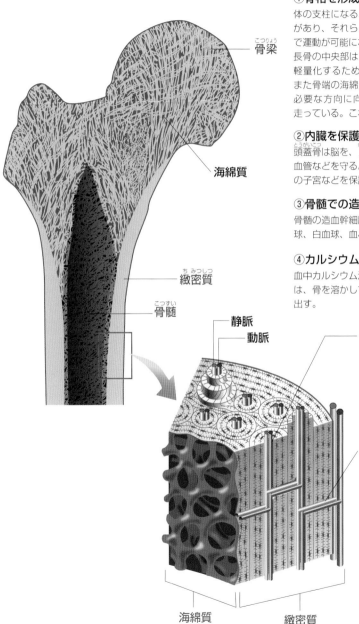

骨は骨格を形成するだけではなく、造血やカルシウムの貯蔵のほか、内臓を守る役目もあります。

①骨格を形成する

体の支柱になる。さまざまな形の骨があり、それらが関節をつくることで運動が可能になる。
長骨の中央部は、強度を高め、かつ軽量化するため中空になっている。また骨端の海綿質の内部には強度が必要な方向に向かって細い骨質が走っている。これを骨梁という。

②内臓を保護する

頭蓋骨は脳を、胸郭は肺、心臓、大血管などを守る。骨盤は膀胱や女性の子宮などを保護する。

③骨髄での造血

骨髄の造血幹細胞が分化して、赤血球、白血球、血小板ができる。

④カルシウムの貯蔵庫

血中カルシウム濃度が低下したときは、骨を溶かしてカルシウムを取り出す。

運動器

骨梁

海綿質

緻密質

骨髄

静脈

動脈

ハバース管

緻密質を縦に走るトンネルで、血管が通る。フォルクマン管とつながっている。この周囲に同心円状に骨層板ができる。

フォルクマン管

緻密質を横に貫いて走るトンネルで、血管が通る。ハバース管とつながっている。

海綿質

緻密質

骨の成長と代謝

●骨の長さの成長は、骨端線の骨端軟骨が伸びることで行なわれる。
●成長ホルモンの分泌低下で骨端軟骨が消失すると成長が止まる。
●破骨細胞と骨芽細胞により、骨は常に新陳代謝を繰り返している。

骨の成長は骨端線で行なわれる

　成長期の骨の伸張は、骨端近くにある**骨端軟骨**で起こります。骨端軟骨で軟骨が次々に形成されながら、**骨幹**側から骨化が進むことで骨が伸びます。このように軟骨の部分が骨化して骨ができることを**軟骨内骨化**といいます。骨端軟骨の部分は、X線で撮影すると透過して線に見えるため**骨端線**と呼ばれます。

　骨の太さの成長には**骨膜**がかかわっています。

＜骨が成長する仕組み＞

　骨の成長は**骨端軟骨**で起こります。

①骨端近くにある骨端軟骨の**軟骨細胞**が増殖する。

②骨幹側では軟骨細胞が死に、**骨芽細胞**が骨をつくっていく。**骨端線**が骨端の方向に移動し、骨が伸びる。

③骨の太さは骨膜で骨ができて成長する。

骨は成長が止まっても新陳代謝をしている

　成人して成長が止まっても、骨は常に新陳代謝を繰り返しています。**破骨細胞**が骨を溶かし（**骨吸収**）、その部分に**骨芽細胞**が新しい骨をつくる（**骨形成**）ことにより、少しずつ新しい骨に置き換わっているのです。

＜骨吸収と骨形成の仕組み＞

　骨は破骨細胞と骨芽細胞によって、新陳代謝が行なわれています。

❶破骨細胞が骨の組織を溶かしていく。

❷溶かされた部分に**骨芽細胞**が取り付き、カルシウムを骨に沈着させながら、自らも骨の一部になる。

骨吸収
破骨細胞が骨を溶かすこと。破骨細胞は血中カルシウム濃度の調整にもかかわる。

骨形成
骨芽細胞が新しい骨をつくること。

軟骨内骨化
軟骨が骨化することで骨が形成される仕組み。胎児期には、多くの骨が軟骨内骨化で形成される。

骨粗鬆症とは
高齢になると骨吸収と骨形成のバランスが崩れ、骨吸収の方が亢進するため、骨が徐々にもろくなる。一定以上に骨量が減少したものを骨粗鬆症という。骨粗鬆症は高齢女性に多い。

骨端軟骨と成長ホルモン
骨端軟骨は、成人して成長ホルモンの分泌が低下すると消失し、成長が止まる。

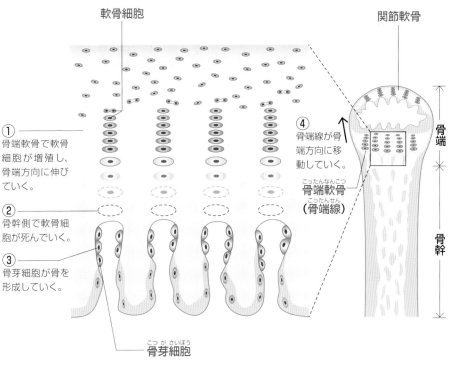

軟骨細胞

関節軟骨

運動器

骨端

骨幹

① 骨端軟骨で軟骨細胞が増殖し、骨端方向に伸びていく。

② 骨幹側で軟骨細胞が死んでいく。

③ 骨芽細胞が骨を形成していく。

④ 骨端線が骨端方向に移動していく。

骨端軟骨
こったんなんこつ
（骨端線）
こったんせん

骨芽細胞
こつ が さいぼう

骨の新陳代謝

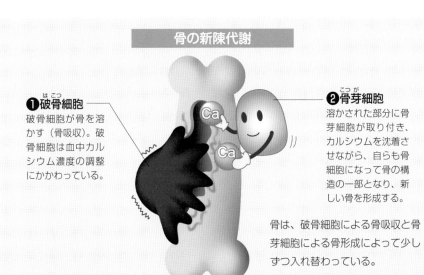

❶破骨細胞
は こつ

破骨細胞が骨を溶かす（骨吸収）。破骨細胞は血中カルシウム濃度の調整にかかわっている。

❷骨芽細胞
こつ が

溶かされた部分に骨芽細胞が取り付き、カルシウムを沈着させながら、自らも骨細胞になって骨の構造の一部となり、新しい骨を形成する。

骨は、破骨細胞による骨吸収と骨芽細胞による骨形成によって少しずつ入れ替わっている。

関節の構造と働き

ポイント
- ●関節は２個以上の骨と関節包や靱帯などで構成されている。
- ●関節の動きを助ける潤滑剤やクッション材などがある。
- ●関節頭と関節窩の形によって関節の動きが決まる。

関節の基本構造

　骨が向かい合って関節を形成しているとき、骨端が凸型の方を**関節頭**、それを受ける凹型の方を**関節窩**といいます。関節の動きは、関節頭と関節窩の形である程度決まります。また関節には、関節を保護したり、その動きを助けるための仕組みが備わっています。

　どの関節も基本的な構造はほぼ同じで、次の４つのようになっています。

①関節頭と関節窩の表面は**関節軟骨**で覆われている。

②関節全体は**関節包**で包まれ、関節包の内側の**滑膜**から分泌される**滑液**は関節の動きを助ける。

③関節を補強する**靱帯**が付いている。

④関節内に軟骨のクッション材が付いているものがある。

関節の種類

　関節には、ほとんど動かない**不動関節**とよく動く**可動関節**があります。一般に関節という場合は**可動関節**を指します。関節は形状によって以下のような６つの種類に分類ができます。

❶**球（臼）関節**：関節頭が球形のもの。回転も可能。

❷**楕円関節**：関節頭が楕円形のもの。縦と横のみ動く。

❸**鞍関節**：馬の鞍の形。縦と横のみ動く。

❹**車軸関節**：一方の骨を軸に他方の骨が回転する。

❺**蝶番関節**：ドアのちょうつがいと同じ動き。

❻**平面関節**：動きはほとんどなく、ずれる程度。

関節の基本構造

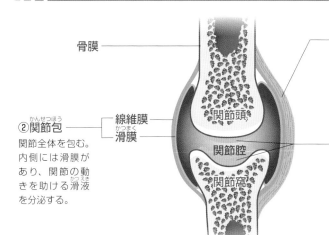

骨膜

③靭帯（じんたい）
関節には、これを補強する靭帯が付いている。関節の外に付くものが多いが、関節の中に付くものもある（膝の前・後十字靭帯など）。

②関節包（かんせつほう）
関節全体を包む。内側には滑膜があり、関節の動きを助ける滑液（かつえき）を分泌する。

線維膜
滑膜（かつまく）

関節頭

関節腔

①関節軟骨（かんせつとう かんせつか）
関節頭と関節窩の接触面を覆う。

関節窩

関節の種類

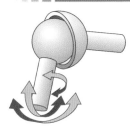

❶球（臼）関節（きゅう）
関節頭が球形で、関節窩は丸いおわん状の関節。縦・横・斜め方向の運動と回転も可能。
例：肩関節、股関節

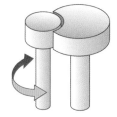

❹車軸関節（しゃじく）
一方の骨を軸に、もう一方の骨がその周りを回転する動きをする関節。
例：前腕の上橈尺関節（じょうとうしゃく）、正中環軸関節

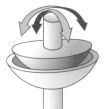

❷楕円関節（だ えん）
関節頭が楕円形で、関節窩は楕円形のおわん状の関節。縦と横方向のみ動くことができる。
例：橈骨手根関節、顎関節

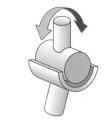

❺蝶番関節（らせん関節）（ちょうばん）
ドアのちょうつがいと同じ動きをする関節。屈伸のみ可能。
例：肘の腕尺関節（わんしゃく）、指節間関節、膝関節

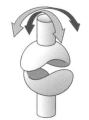

❸鞍関節（あん）
馬の鞍に人が乗ったような形状の関節。縦と横方向のみ動くことができる。
例：手根中手関節（しゅこんちゅうしゅ）、胸鎖関節

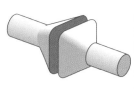

❻平面関節（へいめん）
面と面が接していて、ほとんど動かないか、ずれる程度の動きのみ可能な関節。
例：足根中足関節（そくこんちゅうそく）、椎間関節

31

骨格筋の構造と収縮の仕組み

- ●骨格筋の基本単位は筋線維で、筋線維を筋細胞という。
- ●筋線維の中に詰まっている筋原線維を構成するアクチンフィラメントとミオシンフィラメントが、互いに滑り込んで収縮を起こす。

骨格筋は筋線維の束

　骨格筋を構成しているのは筋線維です。たくさんの筋線維が筋周膜で束ねられ、それがたくさん集まって筋膜に包まれたのが骨格筋です。

　1本の筋線維は1個の筋細胞で、細胞の中にたくさんの核があるのが特徴です。細胞の中には筋原線維が詰まっています。筋原線維を拡大すると、明るく見えるI帯と暗く見えるA帯が交互に並び、横じまが見えるため、骨格筋は横紋筋（おうもんきん）と呼ばれます。筋原線維には細いアクチンフィラメントと太いミオシンフィラメントがあり、交互に配置されています。

骨格筋が収縮する仕組み

　骨格筋の収縮は、筋原線維のアクチンフィラメントが、ミオシンフィラメントの間に滑り込むことによって起こると考えられています。この動きにはATP（アデノシン三リン酸）のエネルギーが使われます。

＜骨格筋収縮時の筋原線維の動き＞

　フィラメントが互いに滑り込むように動きます。

①くしの歯のように並ぶアクチンフィラメントの間に、ミオシンフィラメントが位置している。両側のアクチンフィラメントの間には距離がある。

②ミオシンフィラメントにある突起状のミオシン頭部がATPのエネルギーによって動き、アクチンフィラメントを引っ張り込み、両側のアクチンフィラメントの間の距離が縮む。これが筋全体に起こり、筋肉が収縮する。

試験に出る語句

アクチンフィラメント
主にアクチンというたんぱく質でできているひも状のもの。筋節（きんせつ）の両端にあるZ線に付いていて、全体としてはくしの歯のような形状になる。

ミオシンフィラメント
主にミオシンというたんぱく質でできている。突起状のミオシン頭部を持つ。アクチンフィラメントの間に位置している。

キーワード

筋線維
骨格筋を構成する基本単位で、骨格筋細胞のこと。1個の骨格筋細胞は1本の筋線維である。

メモ

滑り説
アクチンフィラメントがミオシンフィラメントに滑り込んで骨格筋が収縮するメカニズムは「滑り説」と呼ばれる仮説である。

骨格筋の構造

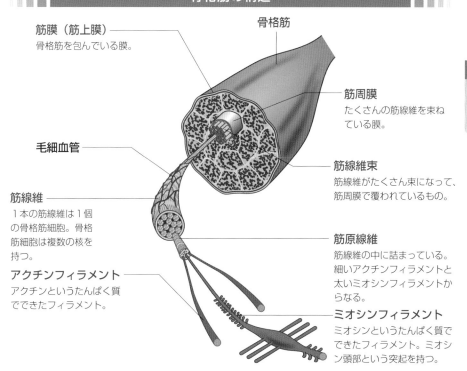

筋膜（筋上膜）
骨格筋を包んでいる膜。

骨格筋

毛細血管

筋線維
1本の筋線維は1個の骨格筋細胞。骨格筋細胞は複数の核を持つ。

アクチンフィラメント
アクチンというたんぱく質でできたフィラメント。

筋周膜
たくさんの筋線維を束ねている膜。

筋線維束
筋線維がたくさん束になって、筋周膜で覆われているもの。

筋原線維
筋線維の中に詰まっている。細いアクチンフィラメントと太いミオシンフィラメントからなる。

ミオシンフィラメント
ミオシンというたんぱく質でできたフィラメント。ミオシン頭部という突起を持つ。

骨格筋が収縮する仕組み

骨格筋は、筋線維（細胞）の中にあるフィラメントが互いに滑り込むようにして収縮する。

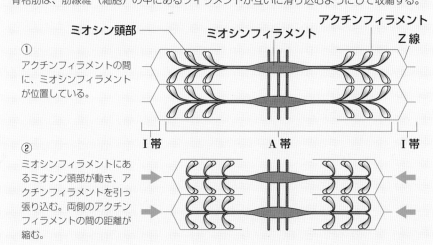

ミオシン頭部　　ミオシンフィラメント　　アクチンフィラメント　Z線

①
アクチンフィラメントの間に、ミオシンフィラメントが位置している。

②
ミオシンフィラメントにあるミオシン頭部が動き、アクチンフィラメントを引っ張り込む。両側のアクチンフィラメントの間の距離が縮む。

I帯　　A帯　　I帯

33

筋収縮の種類

ポイント

- ●重さに応じた力で関節を動かす収縮を等張性収縮という。
- ●等張性収縮には、短縮性収縮と伸張性収縮がある。
- ●骨格筋の長さが変化しない収縮を等尺性収縮という。

動的運動の筋収縮と静的運動の筋収縮

　あらゆる動作は骨格筋の収縮によって行なわれます。骨格筋の収縮には、骨格筋の長さが変化しながら起こる**等張性収縮**（アイソトニック・コントラクション）と、長さが変わらないままで収縮する**等尺性収縮**（アイソメトリック・コントラクション）があります。

　等張性収縮は、骨格筋を収縮させて関節を動かす**動的運動**を行なうときの収縮方法です。

　ある重さの物を持ち上げるとき、骨格筋は重さに対抗できるだけの力（張力）を発揮します。骨格筋が発揮する張力は、物の重さが変わらなければ、持ち上げ始めるときも、持ち上げている途中でも変わりません。この収縮を**等張性収縮**といいます。またこの場合、骨格筋は収縮とともに筋長は短くなることから、これを**短縮性（求心性）収縮**（コンセントリック・コントラクション）といいます。

　持ち上げたものをゆっくり下ろすとき、筋長は長くなりますが、筋肉はその重さにつり合う力（張力）を発揮して収縮し続けます。この収縮も骨格筋が発揮する張力は変わらないため**等張性収縮**ですが、骨格筋の筋長は長くなるため、**伸張性（遠心性）収縮**（エキセントリック・コントラクション）といいます。

　一方で、物が重過ぎて持ち上がらないようなとき、動きはありませんが、骨格筋は収縮しています。このような運動を**静的運動**といい、このときの骨格筋の収縮を、骨格筋の筋長が変わらないことから、**等尺性収縮**といいます。

試験に出る語句

等張性収縮
骨格筋が発揮する力（張力）が変わらない収縮。ある重さの物を持ち上げるような動作のときに起こる。

等尺性収縮
骨格筋の長さが変わらない収縮。動きも生じない。両手のひらを胸の前で合わせて押し合うような運動の際に起こる。

キーワード

動的運動
骨格筋の収縮によって関節が動く運動。日常的な活動は大半が動的運動である。

静的運動
体に動きはないものの、骨格筋が収縮しているもの。体の一部に力を入れる行為も静的運動である。

メモ

名前の言い換え
「短縮性収縮」と「伸張性収縮」は、「等張性収縮」や「等尺性収縮」と混同しないように、「短縮性筋活動」、「伸張性筋活動」ということがある。

筋長と収縮
筋長とは骨格筋の全長のこと。筋長が短くなる収縮が短縮性収縮。筋長が長くなる収縮が伸張性収縮。

①等張性収縮　骨格筋が同じ張力を発揮し続ける収縮。

短縮性（求心性）収縮	伸張性（遠心性）収縮
物を持ち上げるときの動きの際に起こる収縮。同じ張力を発揮しながら、骨格筋の長さは短くなる。	物をゆっくり下ろすときの動きの際に起こる収縮。同じ張力を発揮しながら、骨格筋の長さは長くなる。

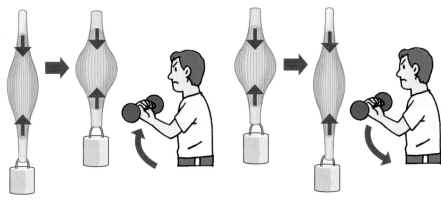

②等尺性収縮　骨格筋の長さが変わらない収縮。負荷と釣り合っている。

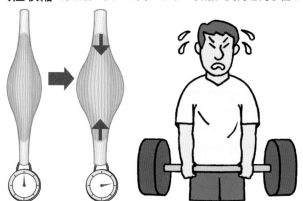

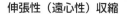

Athletics Column

等尺性収縮を利用した筋力トレーニング

　等尺性収縮を利用すると短時間で効果的な筋力トレーニングができます。例えば両手を胸の前で合わせて両手をグッと押し合えば大胸筋の、頭の後ろで両手を組み、頭は後ろに、手は前に押すようにすると後頸部のトレーニングになります。この運動は7秒程度で効果があります。呼吸を止めると血圧の上昇を招くので、必ず呼吸をしながら行ないます。また高血圧の傾向がある人は無理をしないことが大切です。

運動の指令の伝達と筋収縮

ポイント

- ●骨格筋の収縮の指令は、大脳の運動野から発せられる。
- ●大脳から骨格筋に運動の指令を伝達するのは運動神経である。
- ●運動神経からの刺激と筋収縮には、「全か無かの法則」が成り立つ。

大脳から発せられる運動の指令と伝達

　自分の意志による骨格筋の収縮は、大脳の運動野からの指令により、**運動神経**が興奮することで生じます。運動神経の末端は**筋線維**の表面に接続しており、接続部を**神経筋接合部**といいます。

<骨格筋が収縮する仕組み>

　骨格筋は大脳の指令によって刺激され、収縮します。

①大脳の運動野から発せられた運動の指令は、**電気的刺激**（**神経インパルス**）として運動神経の末端に到達する。

②電気的刺激が運動神経の末端に到達すると、神経筋接合部に**神経伝達物質**（**アセチルコリン**）が放出される。

③筋線維の細胞膜にある受容体に**アセチルコリン**が作用すると、細胞膜が興奮し、収縮が起こる。

刺激の強さと筋肉の収縮の関係

　骨格筋は、運動神経からの刺激の程度があるレベル（**閾値**）を超えたとき、収縮します。刺激が閾値を超えなければ収縮は起こらず、収縮の強さは刺激の程度とは比例しません。これを「**全か無かの法則**」といいます。

　1回の刺激で筋線維が1回収縮することを**単収縮**といいます。筋線維の収縮中に刺激が加わると、収縮が加算されます（**加重**）。さらに刺激が短い間隔で繰り返されると、収縮が次々に重なり、これを**強縮**といいます。

　1本の運動神経とそれに支配される筋線維群を**運動単位**といいます。指先など繊細な運動が必要な部位は、1本の運動神経が支配する筋線維は少なくなっています。

試験に出る語句

神経筋接合部
運動神経末端と筋線維が接続する部分。運動神経と筋線維は密着しておらず、双方の間にシナプス間隙（かんげき）と呼ばれるすき間がある。

キーワード

全か無かの法則
刺激があるレベルを超えたとき、刺激の強さにかかわらず、一定の収縮が起こること。刺激が弱いときは収縮が起きない。ONかOFFかのどちらかしかないこと。

メモ

運動単位
運動単位は、指先など繊細な運動が必要な部位では小さく、大腿部など大まかな運動を行なう部位では大きい。

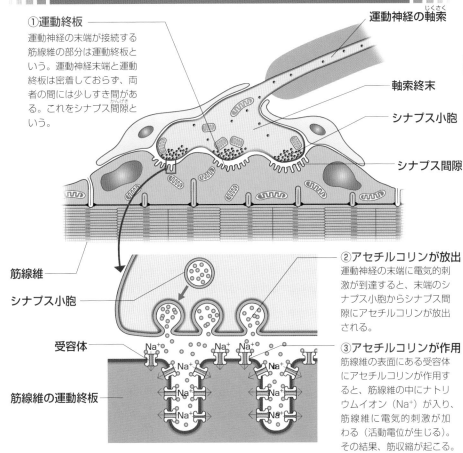

神経筋接合部の構造と収縮の仕組み

①運動終板
運動神経の末端が接続する筋線維の部分は運動終板という。運動神経末端と運動終板は密着しておらず、両者の間には少しすき間がある。これをシナプス間隙という。

運動神経の軸索

軸索終末

シナプス小胞

シナプス間隙

運動器

筋線維

シナプス小胞

受容体

筋線維の運動終板

②アセチルコリンが放出
運動神経の末端に電気的刺激が到達すると、末端のシナプス小胞からシナプス間隙にアセチルコリンが放出される。

③アセチルコリンが作用
筋線維の表面にある受容体にアセチルコリンが作用すると、筋線維の中にナトリウムイオン（Na⁺）が入り、筋線維に電気的刺激が加わる（活動電位が生じる）。その結果、筋収縮が起こる。

刺激と筋収縮

骨格筋は刺激されると収縮し、収縮中にさらに刺激されると収縮が加算されていく。

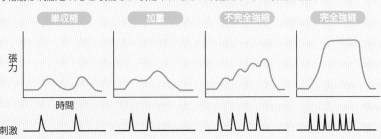

単収縮　　加重　　不完全強縮　　完全強縮

張力

時間

刺激

筋と腱のセンサー

運動器

- ●骨格筋や腱にはその伸縮状況を感知するセンサーが付いている。
- ●筋紡錘とゴルジ腱器官は、筋や腱が伸ばされるのを感知する。
- ●筋紡錘は、姿勢の制御にかかわっている。

筋や腱の伸び過ぎを防ぐ仕組み

　骨格筋の中には、筋線維に埋もれるように**筋紡錘**という装置が付いています。また筋から腱に移行した部分には、**ゴルジ腱器官**という装置があります。いずれもセンサーで、筋や腱が引き伸ばされるとこれを感知し、その情報を**知覚神経**によって**中枢**に送ります。これらは、体が一方に倒れてしまうのを防いだり、筋や腱が伸ばされ過ぎて傷つくのを防ぐのに役立っています。

＜筋紡錘の働きと伸張反射＞

　筋紡錘が骨格筋の筋長の変化を感知すると、**脊髄**で伸張反射が起こります。

①骨格筋が伸ばされると、**筋紡錘の中の錘内筋線維**にコイルのように巻き付いている**知覚神経**がこれを感知する。

②骨格筋が伸ばされたという情報が**脊髄**に送られる。

③脊髄反射によって、脊髄から引き伸ばされた骨格筋に対して「**収縮せよ**」という指令が出る。

④引き伸ばされていた骨格筋が収縮する（**伸張反射**）。

⑤同時に、反対の作用をする**骨格筋**（**拮抗筋**）が抑制されて弛緩する（相反抑制）。

＜ゴルジ腱器官の働き＞

　ゴルジ腱器官は、腱にかかる張力の程度を感知します。

❶**骨格筋**が強く収縮すると、腱に引き伸ばされる力がかかる。**ゴルジ腱器官**はこれを感知する。

❷腱が伸ばされたという情報が**脊髄**に送られる。

❸脊髄反射が起き、収縮している骨格筋の収縮を抑制し、同時にその**拮抗筋**を収縮させる。

伸張反射
急激に強く引き伸ばされた筋肉に起こる収縮。膝蓋腱（しつがいけん）をたたくと大腿四頭筋が収縮する膝蓋腱反射は伸張反射である。

キーワード

ゴルジ腱器官
腱紡錘（けんぼうすい）ともいう。腱自体に伸縮性はないが、筋肉が収縮することで腱が引っ張られると、これを感知する。

拮抗筋
ある動きを行なう骨格筋に対して、その反対の作用をする骨格筋のこと。伸筋の拮抗筋は屈筋である。

メモ

姿勢の維持
体がどちらかの方向に倒れそうになると、その反対側の筋肉が伸ばされる。これを筋紡錘が感知して筋肉を収縮させると、姿勢を維持することができる。

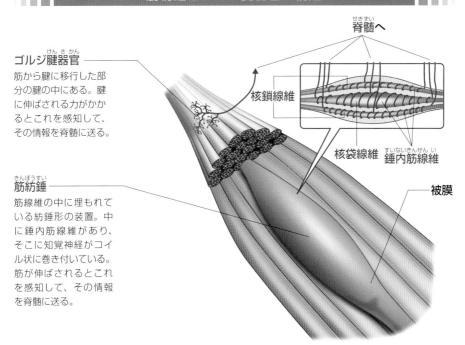

ゴルジ腱器官
筋から腱に移行した部分の腱の中にある。腱に伸ばされる力がかかるとこれを感知して、その情報を脊髄に送る。

筋紡錘
筋線維の中に埋もれている紡錘形の装置。中に錘内筋線維があり、そこに知覚神経がコイル状に巻き付いている。筋が伸ばされるとこれを感知して、その情報を脊髄に送る。

脊髄へ

核鎖線維

核袋線維

錘内筋線維

被膜

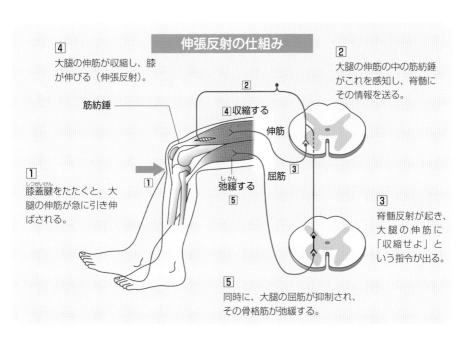

4 大腿の伸筋が収縮し、膝が伸びる（伸張反射）。

2 大腿の伸筋の中の筋紡錘がこれを感知し、脊髄にその情報を送る。

筋紡錘

4 収縮する

伸筋

屈筋

1 膝蓋腱をたたくと、大腿の伸筋が急に引き伸ばされる。

弛緩する

3 脊髄反射が起き、大腿の伸筋に「収縮せよ」という指令が出る。

5 同時に、大腿の屈筋が抑制され、その骨格筋が弛緩する。

運動器

39

筋収縮のエネルギー

ポイント
- ●筋収縮のためのエネルギーは ATP から取り出す。
- ●骨格筋内に貯蔵されている ATP の量は少なく、すぐになくなる。
- ●クレアチンリン酸やブドウ糖を分解して ATP を得る。

筋収縮には ATP のエネルギーが使われる

骨格筋の収縮には、ATP（アデノシン三リン酸）を ADP（アデノシン二リン酸）とリン酸に分解するときに生じるエネルギーが使われます。しかし骨格筋内に貯蔵されている ATP の量は少なく、激しい運動をすると数秒で使い切ってしまいます。運動時間が長いときは、骨格筋内に貯蔵されている**クレアチンリン酸**や、**ブドウ糖**を分解して ATP をつくり、そこからエネルギーを取り出します。

＜筋収縮のエネルギーを調達する仕組み＞

筋収縮では次のようにエネルギーを調達しています。

①骨格筋内に貯蔵されている **ATP** を **ADP** と**リン酸**に分解し、エネルギーを取り出して利用する。

②骨格筋内に貯蔵されているクレアチンリン酸をクレアチンとリン酸に分解し、得られたエネルギーで **ADP** と**リン酸**を **ATP** に再合成して利用する。

③ブドウ糖を**無酸素性解糖**と**有酸素性解糖**（P.190 参照）によって分解して得られた ATP を利用する。

無酸素運動と有酸素運動

短時間で強い筋収縮をする運動では、主に酸素を使わずにブドウ糖を分解する**無酸素性解糖**で得られるエネルギーを使います（**無酸素運動**）。弱い筋収縮を長く続ける運動では、酸素を使ってブドウ糖を分解する**有酸素性解糖**によりエネルギーを得ます（**有酸素運動**）。筋線維には、ミオグロビンが多く有酸素運動が得意な**赤筋線維**と、ミオグロビンが少なく無酸素運動が得意な**白筋線維**があります。

試験に出る語句

ATP
（アデノシン三リン酸）
アデノシンに3つのリン酸が結合した物質。リン酸を1つ切り離し、その結合部のエネルギーを取り出して利用する。

クレアチンリン酸
骨格筋内に貯蔵されている物質。リン酸結合の部分のエネルギーを利用する。

キーワード

ブドウ糖
エネルギー源。骨格筋内には、ブドウ糖がたくさんつながったグリコーゲンとして貯蔵されている。

ミオグロビン
筋線維内にあり、酸素を貯蔵する働きを持つたんぱく質で、赤色。赤血球のヘモグロビンに似ているが、酸素親和性はミオグロビンの方が高い。

メモ

赤い筋と白い筋
骨格筋には、赤筋線維が多く有酸素運動に適した赤筋と、白筋線維が多く無酸素運動に適した白筋、さらにその中間の中間筋（ピンク筋）がある。例えば、下腿三頭筋のヒラメ筋は赤筋で、腓腹筋は白筋である。

筋収縮のためのエネルギーの調達

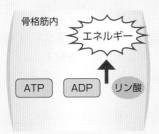

骨格筋内
エネルギー
ATP　ADP　リン酸

① ATP からエネルギーを取り出す

骨格筋内に貯蔵されている ATP を、ADP とリン酸に分解し、エネルギーを取り出す。

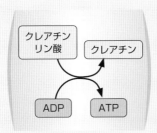

クレアチン
リン酸　　クレアチン

ADP　　ATP

② クレアチンリン酸で ATP を再合成する

骨格筋内に貯蔵されているクレアチンリン酸をクレアチンとリン酸に分解し、得られるエネルギーで ADP とリン酸を ATP に再合成し、そこからエネルギーを取り出す。

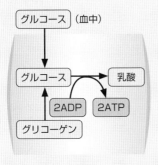

グルコース（血中）

グルコース　　乳酸

2ADP　2ATP

グリコーゲン

③ー1 ブドウ糖（グルコース）を無酸素性解糖<ruby>解糖<rt>かいとう</rt></ruby>で分解して ATP を得る

骨格筋内に貯蔵されているグリコーゲンを分解してブドウ糖を得るか、または血中からブドウ糖を取り込み、ブドウ糖を無酸素性解糖で分解して ATP を取り出す。

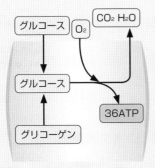

グルコース　O_2　CO_2 H_2O

グルコース

36ATP

グリコーゲン

③ー2 ブドウ糖（グルコース）を有酸素性解糖で分解して ATP を得る

骨格筋内のグリコーゲンの分解または血中からの取り込みで得たブドウ糖を、酸素を使った有酸素性解糖で分解して ATP を取り出す。時間がかかるが、最も多くの ATP を得ることができる。

皮膚と付属器の働き

ポイント

●皮膚は、外からのさまざまな刺激から人体を守る。
●皮膚は体温調節を行ない、皮膚感覚を感知する。
●体毛や爪は、皮膚付属器と呼ばれる。

皮膚は人体のバリアー

　全身を覆う皮膚の最も重要な働きは、外からのさまざまな刺激から体を守ることです。

　皮膚には次のような4つの働きがあります。

　1つ目は①**体の保護**です。体内の水分が失われるのを防ぎます。機械的外力や細菌など、外からのさまざまな刺激から体を守り、表皮で生成される**メラニン色素**は紫外線を遮断します。

　2つ目は②**体温を調節**することです。暑いときは、皮下の血管を拡張させて血流を増やすとともに、汗を出して**気化熱**を利用して体温を下げます。寒いときは、皮下の血管を収縮させて**体温の放散**を防ぎます。

　3つ目は③**皮膚感覚の感覚器**としての役割です。痛覚や温覚などの皮膚感覚を感知します（P.90 参照）。

　4つ目は④**ビタミンDの生成**です。紫外線に当たると皮膚でビタミンDが生成されます。

体毛、爪の働き

　ヒトの場合、頭皮や陰部などを除く大半の体毛は薄く、皮膚を保護する働きはほとんどありません。頭髪などよく伸びる体毛には、水銀などの有害な**重金属**を体毛にためて**排泄**する働きがあるといわれています。

　爪は、指先を守るとともに、物をつかむ際に指先を支えて力を伝えます。また**貧血**や**呼吸障害**などの身体的異常があると、爪に特有の症状が現れることがあります。

試験に出る語句

表皮
表面の0.1～0.2mmくらいの層。表面から順に、角質層、顆粒層、有棘（ゆうきょく）層、基底層からなる。手のひらや足底の皮膚には、角質層の下に淡明（たんめい）層がある。

真皮
表皮の下の1～3mm厚の層。血管やリンパ管、神経が豊富に分布している。コラーゲンやエラスチンというたんぱく質が構造を支え、弾力性を保っている。

キーワード

汗
真皮にある汗腺から分泌されて汗孔から出る。大半が水で、塩分や尿素などを含む。

気化熱
液体が蒸発するときに周囲から奪う熱。蒸発熱ともいう。

メモ

皮膚の範囲
表皮と真皮だけでなく、その下の皮下組織も皮膚に含めることがある。皮下組織にある皮下脂肪は体温の維持に役立っている。

運動器

【皮膚の構造】

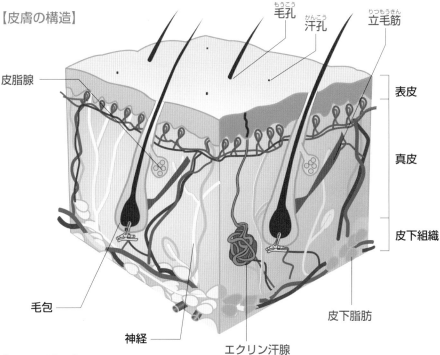

毛孔（もうこう）
汗孔（かんこう）
立毛筋（りつもうきん）
皮脂腺
表皮
真皮
皮下組織
毛包
皮下脂肪
神経
エクリン汗腺

【皮膚の働き】

①体を保護する

全身を覆い、体内の水分が失われるのを防ぐ。ぶつかるなどの機械的外力や、細菌、化学物質など、外からのさまざまな刺激から体を守る。表皮で生成されるメラニン色素は紫外線を遮断し、紫外線が皮下に到達するのを防ぐ。

②体温を調節する

暑いときは、皮下の血管を拡張させて血流を増やして体熱を放散する。また汗を出し、気化熱を利用して体温を下げる。寒いときは、皮下の血管を収縮させて体温の放散を防ぐ。

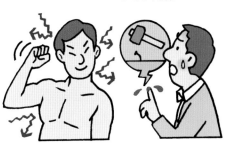
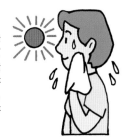
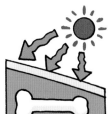

③皮膚感覚の感覚器

皮膚にはさまざまな感覚受容器があり、痛覚、温覚、冷覚、圧覚などの皮膚感覚を感知する（P.90参照）。

④ビタミンDの生成

紫外線に当たると皮膚でビタミンDが生成される。ビタミンDは骨形成に必要である。

神経系

神経系とは

- ●神経系は、体のあらゆる機能をコントロールし、恒常性を保つ。
- ●神経系は中枢神経系と末梢神経系で構成される。
- ●末梢神経系は、機能的には体性神経系と自律神経系に分けられる。

すべての営みをコントロールする神経

　人の思考や行動、全身の臓器の機能などすべての営みをコントロールし、恒常性を維持するのが神経系です。

　神経系には、全身から集まる情報を分析して判断を下したり、さまざまな機能の指令を発する**中枢神経系**と、全身からの情報を中枢に送ったり、中枢からの指令を全身に届ける**末梢神経系**に分けることができます。

中枢神経系と末梢神経系の構成

　中枢神経系は脳と脊髄で構成されています。**中枢神経系**の働きは、全身から集まる情報を集約し、分析・判断して、全身にさまざまな指令を出すことと、その中継をすることです。大脳、間脳、脳幹、小脳からなる脳と、脳幹の延髄に続く脊髄で構成されています。

　末梢神経系は、部位から見て脳神経と脊髄神経に分けられ、機能的には**体性神経系**（感覚神経と運動神経）と**自律神経系**（交感神経と副交感神経）に分けられます。

　脳神経は脳に出入りする**末梢神経**で12対あります。また、脊髄神経は脊髄に出入りする**末梢神経**で、31対あります。

　体性神経系とは、全身の感覚器からの情報を中枢に伝える**感覚神経**と、体を動かすための指令を**大脳**から**全身**の筋肉に送る**運動神経**のことです。**自律神経系**は、全身の臓器や器官の機能を調整する末梢神経で、**交感神経**と**副交感神経**があります。

 試験に出る語句

感覚神経
全身の皮膚や、目、耳などにある感覚器で感知した情報を中枢に送る神経。情報が中枢に向かう求心性神経である。知覚神経ともいう。

運動神経
大脳の運動野から全身の骨格筋に運動の指令を伝える神経。情報が末梢に向かう遠心性神経である。

 キーワード

体性神経系
感覚神経と運動神経のこと。これらの神経が担う機能は動物機能とも呼ばれる。

自律神経系（P.76参照）
自律とは、意思とは関係なく自律的に働くという意味である。自律神経系が担う機能は植物機能とも呼ばれる。

 メモ

神経の束
解剖で目に見えるひも状の神経はたくさんの神経線維の束で、その中には、感覚神経、運動神経、自律神経の線維が混ざっていることも多い。

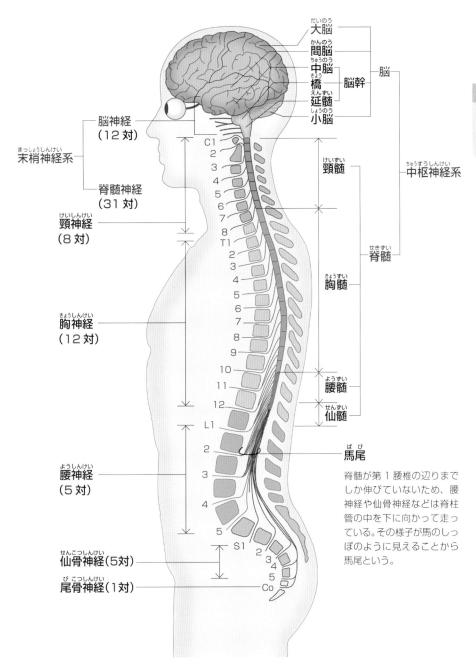

大脑（だいのう）
間脑（かんのう）
中脑（ちゅうのう）
橋（きょう）
延髄（えんずい）
小脑（しょうのう）

脳幹

脳

脳神経
（12 対）

末梢神経系（まっしょうしんけい）

脊髄神経
（31 対）

頸神経（けいしんけい）
（8 対）

胸神経（きょうしんけい）
（12 対）

腰神経（ようしんけい）
（5 対）

仙骨神経（せんこつしんけい）（5対）

尾骨神経（びこつしんけい）（1対）

C1
2
3
4
5
6
7
8
T1
2
3
4
5
6
7
8
9
10
11
12
L1
2
3
4
5
S1
2
3
4
5
Co

頸髄（けいずい）

胸髄（きょうずい）

腰髄（ようずい）

仙髄（せんずい）

馬尾（ばび）

中枢神経系（ちゅうすうしんけい）

脊髄（せきずい）

神経系

脊髄が第 1 腰椎の辺りまで
しか伸びていないため、腰
神経や仙骨神経などは脊柱
管の中を下に向かって走っ
ている。その様子が馬のしっ
ぽのように見えることから
馬尾という。

45

ニューロンと神経の興奮

- ●神経系で情報をやり取りするのはニューロン（神経細胞）である。
- ●ニューロンの興奮で生じたインパルスが神経を伝わっていく。
- ●軸索に付く髄鞘は神経インパルスの伝達速度を向上させる。

神経インパルスが神経を伝わっていく

　神経系でさまざまな情報をやり取りをしているのは**ニューロン（神経細胞）**です。ニューロンは、**細胞体**とそこから枝状に伸びる**樹状突起**、**軸索**で構成されています。細胞体から長く伸びている突起が軸索で、これが**神経線維**です。軸索には、脂質（シュワン細胞）でできた**髄鞘（ミエリン鞘）**が付いていることがあります。髄鞘が巻き付いている神経を**有髄神経**、髄鞘が巻き付いていない神経を**無髄神経**といいます。

　ニューロンが興奮すると細胞に活動電位が生じ、それがインパルスまたは興奮として神経線維を伝わっていきます。

＜インパルスが伝達される仕組み＞

　インパルスは次のように伝達されます。

①ニューロンが興奮していないとき、細胞内は電気的に**陰性**。

②ニューロンが興奮すると、細胞外から Na^+ が流れ込み、細胞内が電気的に**陽性**になる（活動電位の発生）。

③陽性に転じた部位の隣に次々と同じことが起こり、活動電位が神経線維を伝わっていく。

④**インパルスが末端に届くと、次のニューロンに刺激が伝達される**（P.48 参照）。

ニューロンを支えるグリア細胞

　脳や脊髄には、ニューロンの間を埋めて細胞を支えたり、栄養を供給したりする細胞があり、これを**グリア細胞（神経膠細胞）**といいます。中枢神経内には神経細胞の 5 ～ 10 倍ものグリア細胞があります。

試験に出る語句

髄鞘、ランビエ絞輪
髄鞘はシュワン細胞が軸索の周りに巻き付いてできた脂質性の鞘。髄鞘と髄鞘の間のすき間をランビエ絞輪という。

グリア細胞
中枢神経系には、星状膠（せいじょうこう）細胞、希突起膠（きとっきこう）細胞、小膠（しょうこう）細胞、上衣細胞といった種類のグリア細胞がある。末梢神経の軸索に髄鞘をつくるシュワン細胞もグリア細胞の一種である。

キーワード

軸索
細胞体から最も長く伸びている突起が軸索で、これが神経線維である。長いものでは数十cmになる。

神経インパルス
ニューロンの興奮で生じ、神経線維によって伝達されていく活動電位。

メモ

ニューロンの種類
ニューロンには、細胞体から伸びる突起が1本だけの単極性ニューロン、2本ある双極性ニューロン、3本以上ある多極性ニューロンなどがある。

ニューロンとグリア細胞

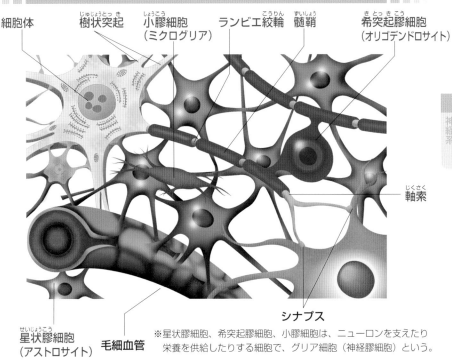

細胞体　　樹状突起（じゅじょうとっき）　小膠細胞（しょうこう）（ミクログリア）　ランビエ絞輪（こうりん）　髄鞘（ずいしょう）　希突起膠細胞（きとっきこう）（オリゴデンドロサイト）

神経系

軸索（じくさく）

シナプス

星状膠細胞（せいじょうこう）（アストロサイト）　毛細血管

※星状膠細胞、希突起膠細胞、小膠細胞は、ニューロンを支えたり栄養を供給したりする細胞で、グリア細胞（神経膠細胞）という。

無髄神経と有髄神経に興奮が伝達される仕組み

無髄神経では、活動電位は隣に順々に伝わっていく。有髄神経では、活動電位はランビエ絞輪を飛ぶように伝わるため、伝達速度が速い。

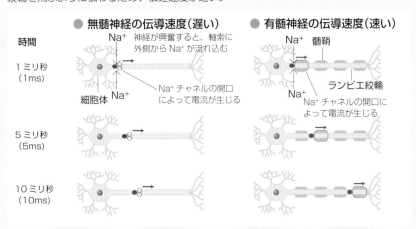

● 無髄神経の伝導速度（遅い）

時間

1ミリ秒（1ms）
Na⁺　神経が興奮すると、軸索に外側からNa⁺が流れ込む
Na⁺ チャネルの開口によって電流が生じる
細胞体　Na⁺

5ミリ秒（5ms）

10ミリ秒（10ms）

● 有髄神経の伝導速度（速い）

Na⁺　髄鞘

ランビエ絞輪

Na⁺
Na⁺ チャネルの開口によって電流が生じる

47

シナプスでの情報伝達

ポイント

●ニューロンと、次のニューロンや細胞との接続部をシナプスという。
●シナプスにはシナプス間隙があり、電気的な信号は伝わらない。
●シナプスでの情報伝達は神経伝達物質によって行なわれる。

神経伝達物質によって情報が伝達される

　ニューロンの末端は、次のニューロンや筋線維などの細胞につながって刺激を伝達しています。このつながりの部分を**シナプス**、刺激を伝える側のニューロンの末端を**シナプス終末**、刺激を受ける側を**シナプス後細胞**といいます。シナプス終末とシナプス後細胞は密着してはおらず、ほんの少しすき間が開いています。これを**シナプス間隙**といいます。このすき間があるため、シナプス終末まで伝わってきたインパルスは、電気的な信号のままシナプス後細胞に伝えることができません。インパルスは、**神経伝達物質**と呼ばれる化学物質を放出させ、これがシナプス後細胞を興奮させ、刺激が伝達されるのです。

＜シナプスで刺激が伝わる仕組み＞

　刺激は神経伝達物質によって次のように伝達されます。

①軸索をインパルスが伝わって**シナプス終末**まで届くと、シナプス終末の電位依存性 Ca^{2+} チャネルが開き、シナプス終末に Ca^{2+} が流れ込む。

②シナプス終末の中のシナプス小胞から、**神経伝達物質**が放出される。

③シナプス後細胞の細胞膜にある神経伝達物質受容体に神経伝達物質が作用すると、**シナプス後細胞**が興奮して活動電位が生じる（**興奮性伝達**）。またはシナプス後細胞の活動電位を起きにくくする（**抑制性伝達**）。

④シナプス間隙に放出された神経伝達物質は、酵素によって不活性化されるか、シナプス終末の中に取り込まれて再利用される。

試験に出る語句

シナプス間隙
シナプスを構成するシナプス終末とシナプス後細胞の間にあるすき間。

神経伝達物質
シナプス終末から放出される化学物質。アセチルコリン、βエンドルフィン、ドーパミン、ノルアドレナリン、セロトニンなどがある。

キーワード

興奮性伝達
神経伝達物質が作用すると、シナプス後細胞に活動電位を生じさせる伝達。

抑制性伝達
神経伝達物質が作用すると、シナプス後細胞の細胞膜内を電気的にさらに陰性にし、興奮が起きにくくする伝達。

メモ

神経伝達物質の種類
神経伝達物質には60以上の種類があり、神経の種類によって放出される物質が違う。例えば運動神経の末端からはアセチルコリンが、交感神経の末端からはノルアドレナリンが放出される。

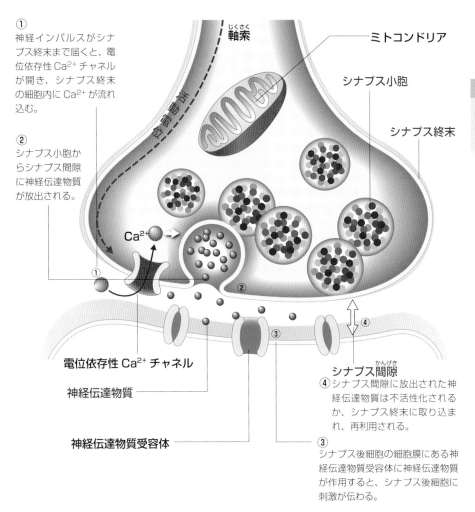

① 神経インパルスがシナプス終末まで届くと、電位依存性 Ca²⁺ チャネルが開き、シナプス終末の細胞内に Ca²⁺ が流れ込む。

② シナプス小胞からシナプス間隙に神経伝達物質が放出される。

軸索（じくさく）

ミトコンドリア

シナプス小胞

シナプス終末

神経系

Ca²⁺

電位依存性 Ca²⁺ チャネル

神経伝達物質

神経伝達物質受容体

シナプス間隙（かんげき）

④ シナプス間隙に放出された神経伝達物質は不活性化されるか、シナプス終末に取り込まれ、再利用される。

③ シナプス後細胞の細胞膜にある神経伝達物質受容体に神経伝達物質が作用すると、シナプス後細胞に刺激が伝わる。

Athletics Column

反復練習による運動の上達とシナプス形成

運動の動作は骨格筋だけでなく、運動の指令を伝える神経系や、どんな運動が行なわれたかを感知する感覚器などを総動員して行なわれます。初めは上手にできない運動も繰り返し練習すると徐々に上達するのは、その運動にかかわる脳や感覚器、骨格筋同士をつなぐニューロンが、運動のよりよい遂行に必要な別のニューロンと新たなシナプスを形成し、神経のネットワークを発達させていくからです。

大脳皮質の機能局在

ポイント
- ●大脳表面の大脳皮質にはニューロンの細胞体が集まっている。
- ●大脳皮質は、場所によって担当する機能が異なっている。
- ●運動野と体性感覚野は、担当する体の部位も分かれている。

大脳皮質はニューロンの細胞体の層

　大脳の断面に見える色の濃い部分を**灰白質**といい、ここにはニューロンの細胞体が集まっています。大脳表面の灰白質は**大脳皮質**と呼ばれます。また大脳断面の白っぽい部分には神経線維が集まっており、これを**白質**といいます。

　言語などの高度な機能を司る大脳皮質は、場所によって担当する役割が違っており、これを大脳皮質の**機能局在**といいます。

＜大脳皮質の機能と部位＞

　大脳皮質の主な機能とその機能を担当する部位は、以下の通りです（右ページの下図を参照）。

①**一次運動野**は運動の指令を出す部位で、中心溝の前の一帯（中心前回）にあります。担当する体の部位もそれぞれ分かれています。

②**一次体性感覚野**は、皮膚や関節などの感覚を処理する部位で、中心溝の後ろの一帯（中心後回）にあります。

③**言語野**は、言葉を話すことを担う③－1運動性言語野（ブローカ野）が外側溝の上に、言葉を読む・聞くという機能を担う③－2感覚性言語野（ウェルニッケ野）が外側溝の後方にあります。

④**一次聴覚野**は聴覚情報を処理する部位で、側頭葉の外側溝の下にあります。

⑤**一次視覚野**は視覚情報を処理する部位で、後頭葉にあります。

試験に出る語句

運動性言語野
（ブローカ野）
言葉を話すという運動を司る。ここの障害による運動性失語症では、話を聞いたり文章を読んだりして理解することはできるが、言葉が出にくくなる。

感覚性言語野
（ウェルニッケ野）
言葉を視覚や聴覚でキャッチして理解することを司る。ここの障害による感覚性失語症では、書かれている文章や話し言葉が理解できなくなる。

キーワード

一次○○野
運動野や体性感覚野などの「一次」とは、まずそれらの情報が出入りする場所という意味である。これらの領域以外に、その情報を統合したり調整したりする「連合野」や「二次○○野」がある。

メモ

言語野の位置
言語野は90％以上の人で左大脳半球にある。言語野が右大脳皮質にある人の割合は、左利きの人の方が多い。

大脳の断面

断面の白っぽい部分を白質、色の濃い部分を灰白質といい、中央の脳梁は左右の大脳半球をつないでいる。

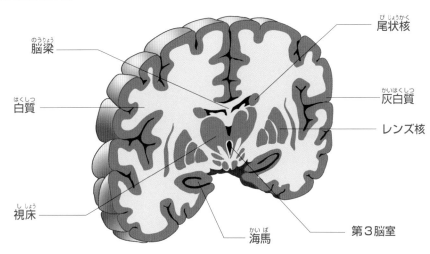

脳梁（のうりょう）
尾状核（びじょうかく）
白質（はくしつ）
灰白質（かいはくしつ）
レンズ核
視床（ししょう）
海馬（かいば）
第3脳室

大脳皮質の機能局在

①一次運動野（や）
運動の指令を出す部位。大脳半球の内側は下肢、頭頂部は体幹、側頭部は顔面など、担当する体の部位も分かれている。

中心溝（ちゅうしんこう）

②一次体性感覚野
皮膚や関節などの感覚を処理する部位。担当する体の部位も分かれている。

③－2感覚性言語野（ウェルニッケ野）
言葉を読む・聞くという機能を担う。

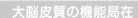
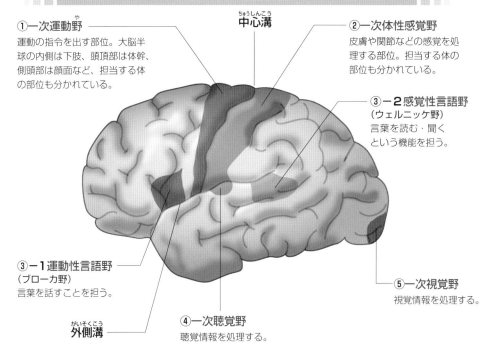

③－1運動性言語野（ブローカ野）
言葉を話すことを担う。

外側溝（がいそくこう）

④一次聴覚野
聴覚情報を処理する。

⑤一次視覚野
視覚情報を処理する。

51

大脳辺縁系と大脳基底核の働き

●左右の大脳半球をつなぐ脳梁を取り囲む部分を大脳辺縁系という。
●海馬は記憶の形成にかかわっていると考えられている。
●大脳基底核は大脳の基底部にあるニューロンの固まりである。

本能的行動を司る大脳辺縁系

大脳辺縁系は、左右の大脳半球をつなぐ脳梁を取り囲むエリアを中心とした部分のことで、**嗅球、帯状回、海馬、扁桃体、乳頭体**などを含みます。

大脳辺縁系は、進化の過程で古くから備わっていたとされる**古皮質**でできており、嗅覚や、快・不快、恐れ、怒りなどの情動、食欲や性欲といった本能的行動など、動物とも共通した働きを司っています。**海馬**は記憶の形成にかかわっていると考えられていますが、詳しいことはまだ解明されていません。大脳辺縁系は自律神経系の中枢となる**視床下部**や生命機能の中枢である**脳幹**とも密接な連絡があります。

運動の調整にかかわっている大脳基底核

大脳基底核とは、大脳の基底部にある**神経核**（ニューロンの細胞体の固まり）という意味です。大脳基底核は、尾状核、被殻、淡蒼球で構成されています。尾状核と被殻は合わせて**線条体**とも呼ばれます。

大脳基底核は、大脳皮質が発達していない鳥以下の動物では運動の最高位の中枢として働きます。しかしヒトは大脳皮質が発達したため、大脳基底核は下位の中枢として働いています。中脳の黒質や間脳の視床、さらには大脳皮質と情報をやり取りしながら、状況に応じて行動することや、認知機能や情動などにかかわっていると考えられています。大脳基底核に障害が起こると、意志に反して体が動く**不随意運動**が起こります。

大脳辺縁系の構造

脳梁を取り囲む部分に位置する大脳辺縁系は、情動や本能的行動を担い、記憶とも関係が深い。

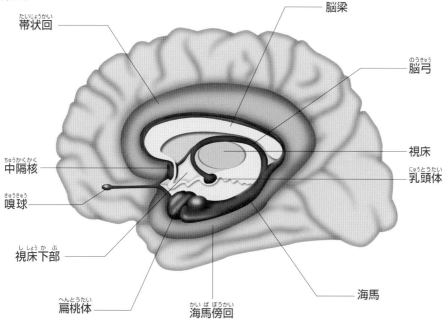

- 帯状回（たいじょうかい）
- 脳梁
- 脳弓（のうきゅう）
- 視床
- 中隔核（ちゅうかくかく）
- 乳頭体（にゅうとうたい）
- 嗅球（きゅうきゅう）
- 視床下部（ししょうかぶ）
- 扁桃体（へんとうたい）
- 海馬傍回（かいばぼうかい）
- 海馬

神経系

大脳基底核の構造

大脳基底核は間脳の外側に位置する神経核の集まりで、運動の調節にかかわっている。

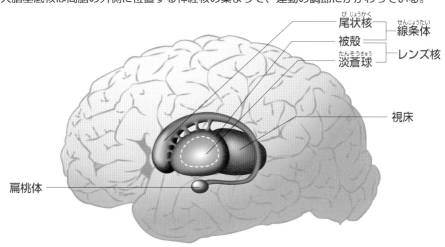

- 尾状核（びじょうかく）┐線条体（せんじょうたい）
- 被殻 ┐レンズ核
- 淡蒼球（たんそうきゅう）┘
- 視床
- 扁桃体

記憶の生理

- 記憶には、エピソード記憶と意味記憶からなる陳述記憶と、体で覚えている手続き記憶がある。
- 短期記憶が長期記憶となる働きには海馬がかかわっている。

陳述記憶と手続き記憶

記憶とは、単に物事を覚えるだけではなく、必要に応じてそれを取り出す機能です。記憶は陳述記憶と手続き記憶に分けることができます。

陳述記憶は話したり書いたりできるもので、知識や過去の体験などの記憶を指します。これはさらにエピソード記憶と意味記憶の2種類に分類できます。

エピソード記憶は、自分の個人的な体験や日々の出来事に対する記憶のことで、出来事記憶ともいいます。意味記憶は言葉の意味や物の名詞などの記憶です。

手続き記憶は、体で覚えている行動や技能のことで、自転車に乗る、スポーツをするなどがこれに当たります。

短期記憶と長期記憶

記憶には、見聞きしたり体験したことを数分から数時間程度覚えている短期記憶と、時間が経っても思い出せる長期記憶があります。

短期記憶はそのままでは忘れてしまいますが、それが反復されたり、ほかの記憶と結びついたりすると、長期記憶として登録されると考えられています。

この働きには大脳辺縁系の海馬（かいば）がかかわっています。新しい情報はまず海馬に入って整理され、そこに同じ情報が繰り返し入ってくると、それは重要な情報だと判断され、長期記憶として大脳皮質に転送されて保存されるのです。

エピソード記憶
出来事や体験の記憶。繰り返される出来事や強烈な体験などは長期記憶となる。

意味記憶
知識のこと。人の名前なども意味記憶である。繰り返し覚えると長期記憶になる。

手続き記憶
運動機能と関係しており、小脳や大脳基底核などもかかわっている。

短期記憶
20秒程度覚えている記憶のこととする場合もあり、同時に記憶できるのは7個±2個の情報であるとされる。また、見えたことを一瞬だけ覚えていることを感覚性記憶ということがある。

情報の強化
海馬に入った新しい情報は、それが強化されなければいずれ忘れ去られると考えられている。

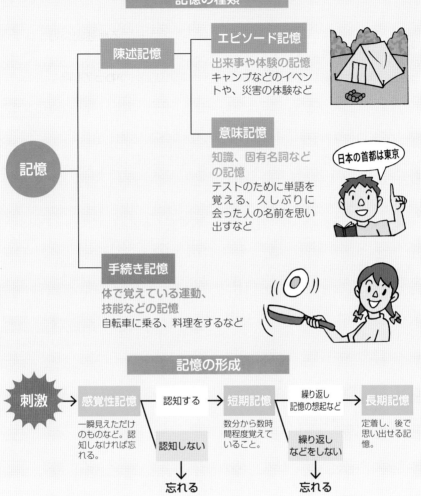

記憶の種類

記憶

陳述記憶

エピソード記憶
出来事や体験の記憶
キャンプなどのイベントや、災害の体験など

意味記憶
知識、固有名詞などの記憶
テストのために単語を覚える、久しぶりに会った人の名前を思い出すなど

日本の首都は東京

手続き記憶
体で覚えている運動、技能などの記憶
自転車に乗る、料理をするなど

記憶の形成

刺激 → 感覚性記憶 → 認知する → 短期記憶 → 繰り返し記憶の想起など → 長期記憶

感覚性記憶
一瞬見えただけのものなど。認知しなければ忘れる。

認知しない
↓
忘れる

短期記憶
数分から数時間程度覚えていること。

繰り返しなどをしない
↓
忘れる

長期記憶
定着し、後で思い出せる記憶。

Athletics Column

身につけた運動の技能は長期記憶である

　自転車に乗ることや、縄跳び、水泳といった運動は、たとえ久しぶりでも比較的問題なくできます。これらの運動は本文にある通り手続き記憶ですが、記憶の形成に関して言えば長期記憶で、完全に忘れることはありません。ただしブランクがあまりに長いと、思ったほどうまくできないことも多いものです。それは、加齢や運動不足による筋力の低下や、骨格筋と神経系のネットワークの衰えなどが原因です。

サーカディアンリズムと睡眠

●生体機能が 1 日周期で変化することをサーカディアンリズムという。
●サーカディアンリズムは視床下部がつくり出している。
●睡眠にはレム睡眠とノンレム睡眠があり、約 90 分の周期がある。

生体機能は約 24 時間の周期で変化する

　ホルモンの分泌や体温などの生体機能は、およそ 24 時間の周期で変化しています。これを**サーカディアンリズム**（概日リズム）といいます。この働きは体内時計や生体時計とも呼ばれます。

　サーカディアンリズムは、自律神経の中枢である視床下部にある**視交叉上核**（P.59 参照）がつくり出しています。視交叉上核には明るさや暗さの情報が視神経から入るため、昼夜の変化にも影響を受けます。

　健康を維持するには、サーカディアンリズムに合わせて食事や睡眠をとることが大切だと考えられます。不規則な生活や夜間勤務の連続などが体調を崩しやすいのは、サーカディアンリズムに合わないためです。海外旅行で生活時間が急に変化し体調を崩す**時差ぼけ**も、サーカディアンリズムが関係しています。

レム睡眠とノンレム睡眠

　睡眠には、眼球が細かく動く**急速眼球運動**（rapid eye movement：REM）が見られる浅い睡眠の**レム睡眠**と、眼球が動かない深い睡眠の**ノンレム睡眠**があります。ノンレム睡眠は 4 段階の深さに分けられ、睡眠中はレム睡眠から徐々に深くなり、また浅くなってレム睡眠になるということを約 **90 分**の周期で繰り返しています。

　レム睡眠では、全身の骨格筋が弛緩していますが、呼吸や心拍数が変動し、夢を見ます。ノンレム睡眠は脳が休息するための睡眠とされ、脳の血流量や体温がやや低下します。

試験に出る語句

視交叉上核
視床下部にある神経核の一つ。視神経が交叉する視交叉の上後方にあり、視神経からの情報も受ける。

レム睡眠
rapid eye movement の頭文字の REM からレム睡眠という。睡眠中なのに眼球が何かを見ているかのように細かく動く。夢はこのときに見るとされる。

キーワード

サーカディアン
circadian は「概日の」「日周期の」などと訳される。「おおむね（概ね）」と「日」を表すラテン語が語源。「おおむね一日の」という意味である。

メモ

25 時間周期
サーカディアンリズムの周期は 24 時間よりも少し長いという報告がある。基本的には 25 時間ほどの周期を持つが、朝の日光によってリセットされるとする説である。
睡眠が浅くなったり深くなったりする周期は高齢になると乱れて、浅い睡眠が多くなる。

睡眠のほか、体温やホルモンの分泌にもサーカディアンリズムが関係している。

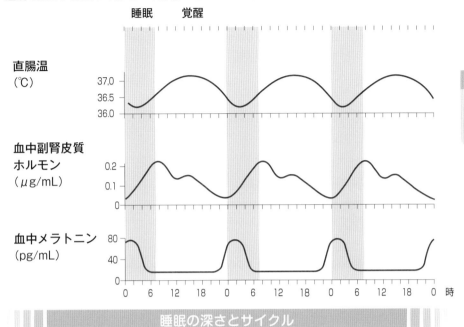

神経系

覚醒からノンレム睡眠の段階が進むと、睡眠は深くなっていく。

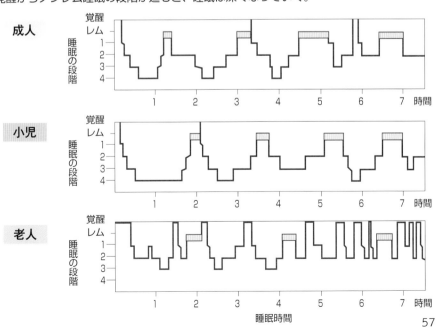

睡眠時間

間脳の働き

神経系

●間脳は、視床、視床上部、視床下部で構成される。
●視床は嗅覚以外の感覚の情報を中継し、大脳皮質に送る。
●視床下部は自律神経系の中枢である。

脳の中心部にある灰白質の塊

　大脳の中心部、大脳辺縁系に囲まれた部分にある灰白質の塊が間脳です。間脳の下には、中脳、橋、延髄からなる脳幹が続きます。間脳は、視床、視床上部、視床下部で構成されており、**嗅覚以外の感覚の情報を中継**したり、**自律神経系をコントロール**しています。

　視床は、第3脳室を左右から挟むように位置する卵型の灰白質です。多くの場合、左右の視床は視床間橋でつながっており、たくさんの**神経核**の集まりになっています。嗅覚を除く視覚、聴覚などの感覚の情報を中継し、大脳皮質に送ります。また運動の調整や情動、自律神経とも関係があると考えられています。

　視床上部は第3脳室の後壁をつくる部分のことで、**手綱**、**松果体**などで構成されます。手綱は大脳辺縁系と関係があると考えられており、松果体はメラトニンやセロトニンというホルモンの分泌と関係しています。

　視床下部は視床の下の部分で、たくさんの神経核の集まりです。摂食行動の調整、体温調節、体内の水分の調節などの中枢として働き、自律神経系の中枢でもあります。下には内分泌腺の**下垂体**がぶら下がっています。

 試験に出る語句

視床下部
脳底部にあり、神経核が集まっている。一部の神経核はホルモンを分泌し、下にぶら下がっている下垂体に送る。

側脳室、第3脳室
大脳の中心部にある空間で、脳脊髄液がたまっている。ほかに、小脳の前にある第4脳室があり、大脳や脊髄の周りのくも膜下腔とつながっている。

 キーワード

セロトニン、メラトニン
サーカディアンリズムと関係するホルモン。セロトニンは目覚めに、メラトニンは睡眠に関係している。

 メモ

間脳の範囲
間脳は、その下に続く脳幹（中脳、橋、延髄）に含めることがある。

COLUMN　視床の語源は？

　視床は thalamus opticus の直訳です。thalamus は「奥の部屋」「寝室（床）」などの意味で、脳の奥にあることに由来しています。近くを走る視神経と関係があるとされ、「視覚」を意味する opticus がつけられました。その後、視覚以外の感覚との関係も分かり、学名からは opticus が外されましたが、日本語の視床はそのまま残りました。

間脳の構造

間脳は、視床、視床上部、視床下部で構成される。

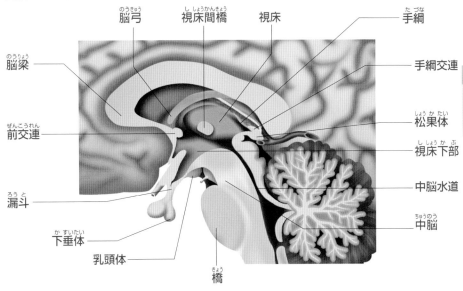

脳弓　視床間橋　視床　手綱

脳梁

前交連

手綱交連

松果体

視床下部

中脳水道

漏斗

下垂体

乳頭体

橋

中脳

視床下部の神経核

自律神経系の中枢である視床下部には、神経核がたくさん集まっている。

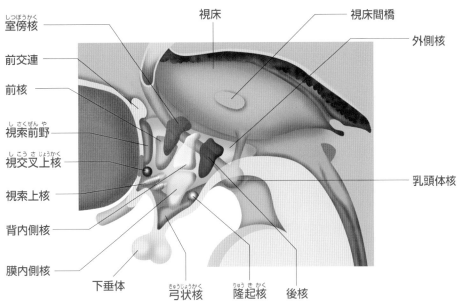

視床　視床間橋

室傍核

外側核

前交連

前核

視索前野

視交叉上核

視索上核

乳頭体核

背内側核

膜内側核

下垂体　弓状核　隆起核　後核

脳幹① 中脳、橋の働き

●中脳、橋、延髄からなる脳幹には、生命活動の中枢がある。
●中脳は、視覚や聴覚に関する反射や運動機能の制御にかかわる。
●橋は脳の各所との情報の橋渡しをするとともに、呼吸の中枢となる。

脳幹の基本的な構造と機能

　間脳の下に続く中脳、橋、延髄を脳幹といいます。脳幹には生命活動の中枢があります。

　脳幹には、大脳から脊髄へ、または脊髄から大脳へ情報を伝える神経線維が目的地別に束になって通る伝導路があり、脳幹内で左右反対側に交差しています。

　また、ニューロンの固まりである神経核があり、脳に出入りする末梢神経の脳神経の中枢となっています。

　さらに、ニューロンが神経核をつくらず、神経線維の間に散らばっている脳幹網様体という構造があります。睡眠と覚醒の調整、姿勢の制御などの運動機能、呼吸や心拍などの生命活動の中枢になっています。

中脳の働き

　間脳の下の細く短い部分が中脳です。眼球運動や瞳孔反射、急な音に反応して音源の方を向いたり驚いたりする反射にかかわっています。黒質と呼ばれる神経核は、大脳基底核と連絡しており、運動機能の制御に関わっていると考えられています。

橋の働き

　中脳の下の膨らんだ部分が橋です。小脳や大脳などとの橋渡しをするほか、呼吸を調節する中枢があり、顔の知覚や表情筋の運動などを担う脳神経が出ています。

試験に出る語句

脳幹網様体
脳幹全体に見られる、神経線維の間にニューロンの細胞体が散らばるように広がっている構造。

黒質
中脳にあり、メラニン色素が多いため黒っぽく見える部分。運動機能にかかわるとされるが、機能は明確ではない。ここの障害は、筋固縮、振戦、無動などの症状が出るパーキンソン病を起こす。

キーワード

脳神経
脳に直接出入りする末梢神経のこと（P.72参照）。中脳からは動眼神経と滑車神経が出て、橋には三叉神経、外転神経、顔面神経、内耳神経が出入りする。

メモ

第4脳室
橋と後方の小脳との間には第4脳室があり、視床の間にある第3脳室とは中脳を貫く中脳水道でつながっている。下方は脊髄の中心管につながる。

間脳の下に続く中脳、橋、延髄を脳幹という。延髄の下には脊髄がつながる。

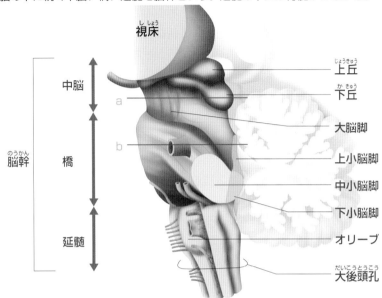

視床

中脳

脳幹

橋

延髄

上丘（じょうきゅう）

下丘（かきゅう）

大脳脚

上小脳脚

中小脳脚

下小脳脚

オリーブ

大後頭孔（だいこうとうこう）

【a：中脳の断面の高さ】

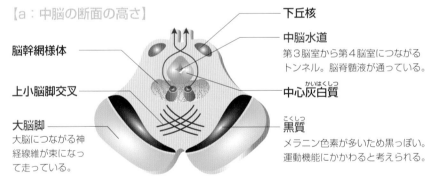

脳幹網様体

上小脳脚交叉

大脳脚
大脳につながる神経線維が束になって走っている。

下丘核

中脳水道
第3脳室から第4脳室につながるトンネル。脳脊髄液が通っている。

中心灰白質（かいはくしつ）

黒質（こくしつ）
メラニン色素が多いため黒っぽい。運動機能にかかわると考えられる。

【b：橋の断面の高さ】

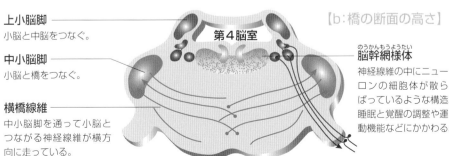

第4脳室

上小脳脚
小脳と中脳をつなぐ。

中小脳脚
小脳と橋をつなぐ。

横橋線維
中小脳脚を通って小脳とつながる神経線維が横方向に走っている。

脳幹網様体（のうかんもうようたい）
神経線維の中にニューロンの細胞体が散らばっているような構造。睡眠と覚醒の調整や運動機能などにかかわる。

神経系

脳幹② 延髄の働き

ポイント

● 延髄には呼吸や循環など生命維持活動の中枢がある。
● 運動の指令を伝える神経線維が通る錐体路がある。
● 迷走神経や舌咽神経などの脳神経が出入りする。

延髄は生命維持活動の中枢

橋の下に続く部分が延髄で、この部分まで頭蓋骨の中に収まっています。呼吸や循環、嘔吐、嚥下など、生命を維持するために必要な機能の中枢があります。

延髄には、息を吸ったり吐いたりする機能の中枢があります。橋の呼吸調整中枢と協力して呼吸を調節します。自律神経系によって、心臓の働きや血圧の調整もします。

また、運動の指令を伝える神経の伝導路が通っています。延髄前方に2本膨らんだ柱状の構造は錐体と呼ばれ、ここには大脳皮質から骨格筋に運動の指令を伝える神経が束になって走っています（錐体路）。

神経が出入りする器官

延髄には、脳神経の舌咽神経、迷走神経、副神経、舌下神経が出入りしています。特に迷走神経は首から下にも線維を伸ばし、内臓の機能を広くコントロールしています。

小脳へ情報を中継することも延髄の大切な働きです。錐体の両側面に膨らんだ部分をオリーブといい、この中にあるオリーブ核という神経核が、大脳皮質や小脳、脊髄との間の情報の中継点となり、運動の調整にかかわっています。

そして、延髄には、咀嚼、嚥下、嘔吐、唾液分泌、咳、くしゃみなどの中枢があります。

試験に出る語句

錐体路
大脳から運動の指令を伝える神経線維が束になって走る部分。延髄前方の錐体にある。

オリーブ核
オリーブと呼ばれる隆起の中にある神経核で、たくさんのひだが寄った袋のような構造をしている。小脳はオリーブ核が中継する情報を元に運動を調整する。

キーワード

迷走神経
脳神経（P.72参照）の一つで、自律神経系（副交感神経）の機能を持つ。延髄から出て首から下に線維を伸ばし、胸部や腹部の内臓の多くに分布している。

メモ

延髄の名前
延髄は前方が膨らんだ形から、球根を意味するbulb（日本語で球）と呼ばれていた。臨床では現在もその呼び名が残り、延髄の障害で起こる麻痺は球麻痺と呼ばれる。

橋の下の部分にある延髄には、呼吸や循環などの生命維持活動の中枢がある。

神経系

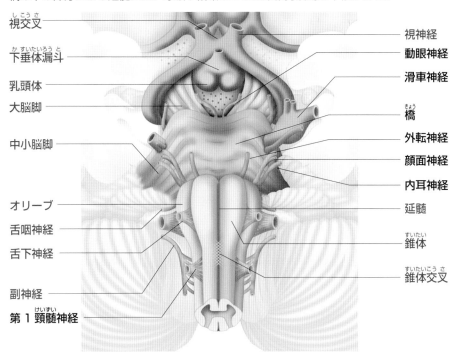

視交叉

下垂体漏斗

乳頭体

大脳脚

中小脳脚

オリーブ

舌咽神経

舌下神経

副神経

第 1 頸髄神経

視神経

動眼神経

滑車神経

橋

外転神経

顔面神経

内耳神経

延髄

錐体

錐体交叉

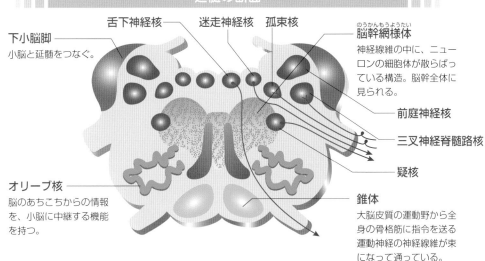

舌下神経核

迷走神経核　孤束核

下小脳脚
小脳と延髄をつなぐ。

脳幹網様体
神経線維の中に、ニューロンの細胞体が散らばっている構造。脳幹全体に見られる。

前庭神経核

三叉神経脊髄路核

疑核

オリーブ核
脳のあちこちからの情報を、小脳に中継する機能を持つ。

錐体
大脳皮質の運動野から全身の骨格筋に指令を送る運動神経の神経線維が束になって通っている。

63

神経系

小脳の働き

 ポイント

●小脳脚で脳幹とつながり、運動にかかわる情報をやり取りしている。
●比較的原始的な部分は、体のバランスや姿勢の制御にかかわる。
●最も進化した部分は、運動の上達や熟練にかかわっている。

小脳は運動の上達にかかわる

　小脳は、大脳の下後方に位置しています。3対の小脳脚で脳幹とつながっており、ここを通じて情報が出入りしています。小脳は機能的に前庭小脳、脊髄小脳、橋小脳の3つの部分に分けることができます。

　小脳の働きは運動機能の調整です。大脳皮質からの指令で起きた運動がどのように行なわれたかを調べ、より正確に実行されるように微調整を行ないます。自転車に乗るなどの運動を繰り返し練習すると上達するのは、小脳の働きによるものです。

＜小脳の部位と主な働き＞

　小脳は3つの部分に分けられ、それぞれ別の働きをしています。

①前庭小脳（原小脳）

　脳幹に近い部分で、最も原始的な小脳。内耳の前庭（P.100参照）からの平衡感覚の情報を受け、眼球や頭部などの動きを調整し、体のバランスを保つ。

②脊髄小脳（古小脳）

　小脳中央の虫部とその両側のことで、やや進化した小脳。骨格筋や関節から位置や運動の感覚の情報を受け、骨格筋の緊張を調整し、姿勢を保つ。

③橋小脳（新小脳）

　小脳の両側に広がる小脳半球の部分で、最も進化した小脳。橋を通じて大脳皮質や延髄と運動の指令やどのような運動が起きたかという情報をやり取りしながら、運動がより上手に行なわれるように調整する。

 試験に出る語句

虫部
小脳の中央にあり、左右の小脳半球をつなぐ部分。両側を傍虫部という。

小脳半球
虫部の左右に膨らむ部分。表面には大脳よりも細かいしわが横方向に走っている。

 キーワード

前庭小脳と脊髄小脳
前庭小脳は魚類にもある部分。脊髄小脳は鳥や爬虫（はちゅう）類にも共通する。

小脳脚
3対ある。上小脳脚で中脳と、中小脳脚で橋と、下小脳脚で延髄とつながっている。

 メモ

深部感覚
骨格筋や腱、関節などには、体の位置や動きなどを感知する受容器があり、これによって感知する感覚を深部感覚という。深部感覚には位置覚、運動覚、振動覚などがある。

脳幹と小脳

小脳は脳幹とつながっており、運動の調節を担っている。

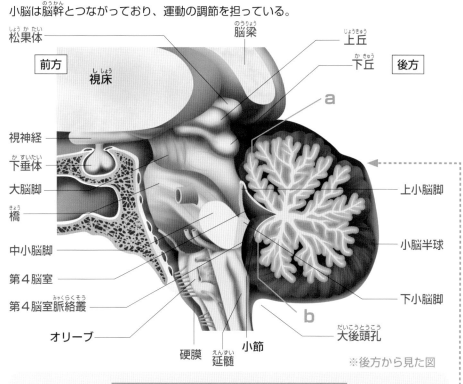

松果体（しょうかたい）
脳梁（のうりょう）
上丘（じょうきゅう）
下丘（かきゅう）
前方
視床（ししょう）
後方
a
神経系
視神経
下垂体（かすいたい）
大脳脚
橋（きょう）
中小脳脚
第4脳室
第4脳室脈絡叢（みゃくらくそう）
オリーブ
硬膜
延髄（えんずい）
小節
大後頭孔（だいこうとうこう）
上小脳脚
小脳半球
下小脳脚
b
※後方から見た図

小脳の区分（上図a〜bの展開図）

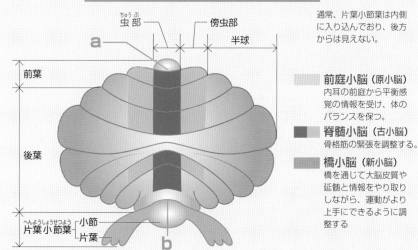

虫部（ちゅうぶ）
傍虫部
半球
a
前葉
後葉
片葉小節葉（へんようしょうせつよう）
小節
片葉
b

通常、片葉小節葉は内側に入り込んでおり、後方からは見えない。

前庭小脳（原小脳）
内耳の前庭から平衡感覚の情報を受け、体のバランスを保つ。

脊髄小脳（古小脳）
骨格筋の緊張を調整する。

橋小脳（新小脳）
橋を通じて大脳皮質や延髄と情報をやり取りしながら、運動がより上手にできるように調整する

脊髄の働き

●脊髄は、中枢と末梢との間でやり取りされる情報を中継する。
●中枢から末梢に送られる情報は、脊髄の前角から出る。
●末梢から中枢に送られる情報は、脊髄の後角に入る。

脊髄は中枢と末梢を結ぶ中継システム

脊髄は、脳幹の延髄に続き、脊椎の脊柱管の中を下行しています。脊髄は**中枢神経**に属し、脳と末梢との間の情報を中継したり、**脊髄反射**（P.68 参照）を起こします。

脊髄断面に見えるHの字型の灰白質には、大脳から、または末梢からの神経が乗り換えるニューロンの細胞体があります。常に運動神経は前方の前角で、**感覚神経**は後方の後角でニューロンを乗り換えます（**ベル・マジャンディーの法則**）。また胸髄から腰髄にかけては側方に突出する側角があり、ここで**交感神経**がニューロンを乗り換えます。

周囲の白質には、中枢に出入りする神経線維が束になって走っています（P.84・86 参照）。

＜脊髄の灰白質の構造と機能＞

脊髄の**前角**、**後角**、**側角**には、それぞれ機能が異なるニューロンが集まっています。

①前角

大脳からの運動の指令を伝える神経がニューロンを乗り換え、神経線維を前根から出す。上肢に指令を送る頸髄と、下肢に指令を送る腰髄では前角が太い。

②後角

末梢からの情報を中枢へ伝える神経は、後根から入って後角でニューロンを乗り換える。

③側角

第1胸髄から第1腰髄辺りまでには側角が見られる。自律神経の交感神経は、ここでニューロンを乗り換え、前角から前根を通って末梢に線維を伸ばす（P.78 参照）。

 試験に出る語句

ベル・マジャンディーの法則
中枢から末梢への指令は前角から出て、末梢から中枢への情報は後角に入るという決まりのこと。

前角・後角、前根・後根
前角と後角は、脊髄の灰白質の前方または後方に突出する部分のこと。前根と後根は、脊髄に出入りする末梢神経が束になったもの。

 キーワード

脊柱管
脊椎の椎体の後方にある椎孔が、縦に連なってできるトンネル。中に脊髄が入る。

 メモ

脊髄の太さ
脊髄は、頸髄と腰髄でやや太くなっており、それぞれ頸膨大、腰膨大という。頸髄には上肢を支配する神経が、腰髄には下肢を支配する神経が出入りしており、情報量が多いためである。

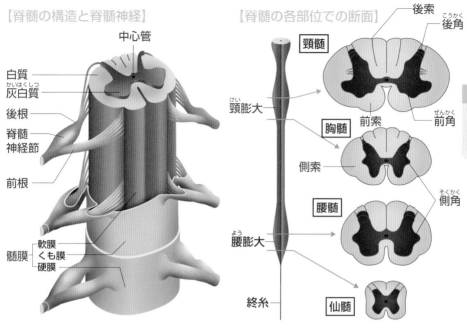

【脊髄の構造と脊髄神経】

- 中心管
- 白質
- 灰白質（かいはくしつ）
- 後根
- 脊髄神経節
- 前根
- 髄膜
  - 軟膜
  - くも膜
  - 硬膜

【脊髄の各部位での断面】

- 後索
- 後角
- 頸髄
- 頸膨大（けい）
- 前索
- 前角（ぜんかく）
- 胸髄
- 側索
- 側角（そくかく）
- 腰髄
- 腰膨大（よう）
- 終糸
- 仙髄

神経系

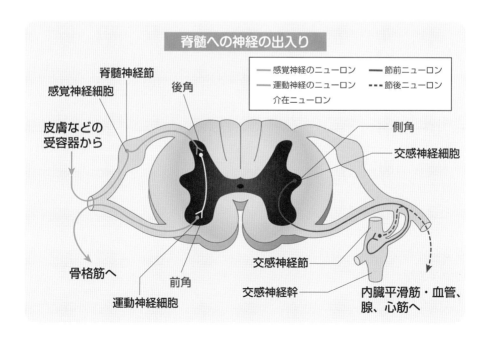

脊髄への神経の出入り

- 感覚神経のニューロン
- 運動神経のニューロン
- 介在ニューロン
- 節前ニューロン
- 節後ニューロン

- 脊髄神経節
- 感覚神経細胞
- 後角
- 皮膚などの受容器から
- 側角
- 交感神経細胞
- 骨格筋へ
- 前角
- 運動神経細胞
- 交感神経節
- 交感神経幹
- 内臓平滑筋・血管、腺、心筋へ

脊髄反射の仕組み

ポイント
●感覚の情報が脳を介さず脊髄から直接、運動神経に伝達される。
●危険を回避したり、姿勢を維持するための重要な機能。
●排尿や排便などの機能を自律的に行なうための脊髄反射もある。

危険を回避したり、姿勢を維持したりする

　脊髄の情報の中継（P.66 参照）以外の働きは脊髄反射です。熱いものに触ったとき、とっさに手を引っ込めたり、よろけたときに自動的に姿勢を戻す反応、排尿や排便などの仕組みを自律的に行なうための反応など、自分の意思とは関係なく自動的に起こるのが**脊髄反射**です。

　脊髄の後角から何らかの感覚の情報が入ると、それが脊髄の中にある**介在ニューロン**によって前角または側角に伝えられ、前角から運動神経によって運動の指令が、または側角から自律神経によって内臓を刺激する指令が出ます。

　脊髄反射には**伸張反射**、**屈曲反射**、**内臓反射**の３つがあります。

　伸張反射とは、骨格筋が急激に引き伸ばされたときに、反射的にその骨格筋が収縮する反射のことです。それは骨格筋の緊張を維持して姿勢を保つためにも重要です。代表的なものは**膝蓋腱反射**です（P.38 参照）。

　屈曲反射は、熱さや痛みなどの刺激があったとき、手や足などを引っ込めるため、屈筋が収縮し、拮抗筋が弛緩する反射です。足でガラスを踏んだ場合、踏んだ方の下肢が屈曲すると同時に、反対の下肢は立位を保つため伸展します。

　内臓反射は、内臓からの信号によって、内臓に何らかの反応が起こります。膀胱が充満すると起こる**排尿反射**（P.206 参照）や、胃にものが入ると大腸が動く**胃大腸反射**などがあります。

試験に出る語句

介在ニューロン
感覚神経と運動神経をつなぐニューロン。感覚神経からの情報を受けて運動神経を興奮させる興奮性介在ニューロンと、運動機能を抑制する抑制性介在ニューロンがある。自律神経にも介在ニューロンがある。

伸張反射
骨格筋が伸ばされると反射的に縮む反射。からだが傾いた時、伸ばされた側の骨格筋を収縮させ、姿勢を戻すのに必要。

キーワード

交叉性伸展反射
例えば片方の下肢に屈曲反射が起きた時、もう片方の下肢には、立位を保つために下肢を伸ばす指令が出る。

メモ

反射は不随意なもの
脊髄反射によって脊髄から発せられる指令は、知覚の情報を大脳で分析、判断された結果出されたものではなく、不随意なものである。

神経障害の検査
膝蓋腱反射など、腱をたたいて伸張反射の有無や程度をみる検査を深部腱反射という。臨床では、さまざまな神経障害を調べるためによく行われる。

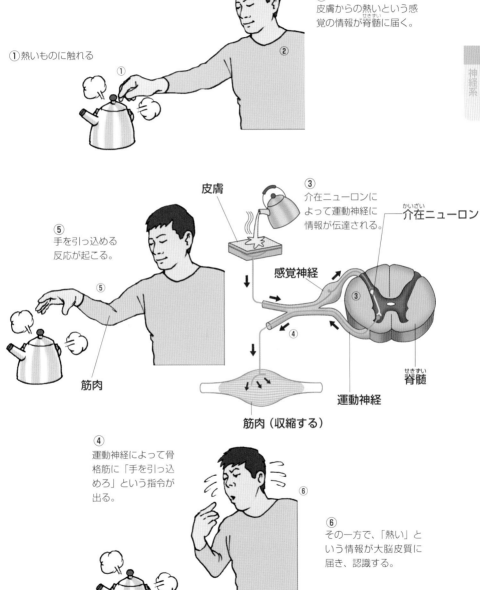

① 熱いものに触れる

②
皮膚からの熱いという感覚の情報が脊髄に届く。

皮膚

③
介在ニューロンによって運動神経に情報が伝達される。

介在ニューロン（かいざい）

感覚神経

③

脊髄（せきずい）

⑤
手を引っ込める反応が起こる。

筋肉

④

運動神経

筋肉（収縮する）

④
運動神経によって骨格筋に「手を引っ込めろ」という指令が出る。

⑥
その一方で、「熱い」という情報が大脳皮質に届き、認識する。

神経系

69

髄膜と脳脊髄液

●脳と脊髄は外側から順に硬膜、くも膜、軟膜に覆われる。
●くも膜と軟膜の間のくも膜下腔は、脳脊髄液で満たされている。
●脳と脊髄が浮かぶ脳脊髄液は、脳室でつくられ、静脈に吸収される。

中枢神経を覆う硬膜、くも膜、軟膜

　生命にとって最も大切な中枢神経は、3層の髄膜で覆われて、厳重に守られています。

　髄膜には、硬膜、くも膜、軟膜があります。

　硬膜は、最も外側の線維性の強い膜で、脳では頭蓋骨の内面につきます。左右の大脳半球の間に入り込む部分を大脳鎌、大脳底部と小脳の間に入り込む部分を小脳テントといいます。

　くも膜は硬膜につく薄い膜で、軟膜との間のくも膜下腔には脳脊髄液があります。軟膜に向かってたくさんの小柱が伸び、クモの巣のように見えるのでこの名前がついています。

　軟膜は、脳や脊髄の表面につく薄い膜です。

中枢神経は脳脊髄液に浮かんでいる

　脳と脊髄は、くも膜下腔にある脳脊髄液に浮かんでいます。また脳脊髄液は脳室の中や、脳室から続き、脊髄の中心を通る中心管の中も満たしています。

　脳脊髄液は全量で150mℓ程度あり、常に側脳室や第3脳室などにある脈絡叢から分泌されています。脳室から分泌された脳脊髄液は、第4脳室を経てその下にある孔（ルシュカ孔、マジャンディ孔）からくも膜下腔に出て循環します。そして頭頂部に走る上矢状静脈洞に吸収されることで、量が一定に保たれています。

試験に出る語句

髄膜
硬膜、くも膜、軟膜がある。くも膜と軟膜の間にはくも膜下腔という空間がある。

上矢状静脈洞
頭頂部の左右の大脳半球の間を前方から後方に走る静脈。くも膜からくも膜顆粒が静脈洞に突出しており、ここから脳脊髄液が静脈に吸収される。

キーワード

脳室
左右の大脳半球の中にある側脳室、視床の間にある第3脳室、小脳の前方にある第4脳室がある。すべてつながっており、さらに第4脳室はくも膜下腔とつながっている。

ルシュカ孔、マジャンディ孔
脳脊髄液が第4脳室からくも膜下腔に出る孔。ルシュカ孔は外側口、マジャンディ孔は正中口ともいう。

メモ

くも膜下出血
くも膜下腔は脳脊髄液で満たされているため、ここに出血した場合は血液は固まり（血腫）にならない。そのためくも膜下血腫ではなくくも膜下出血という。

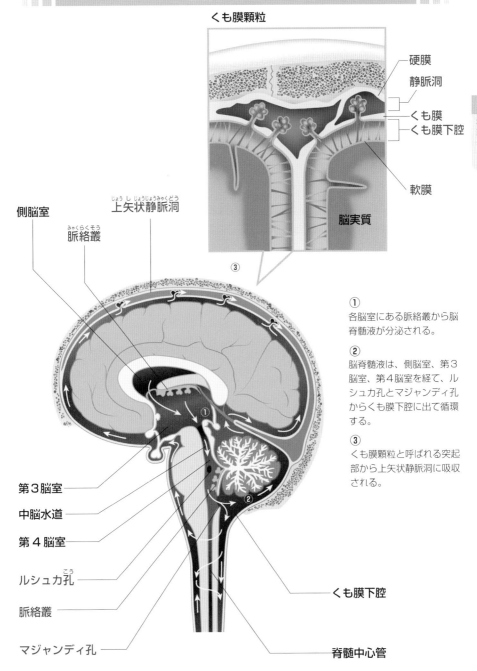

くも膜顆粒

硬膜
静脈洞
くも膜
くも膜下腔
軟膜
脳実質

③

側脳室
脈絡叢（みゃくらくそう）
上矢状静脈洞（じょうしじょうじょうみゃくどう）

①
各脳室にある脈絡叢から脳脊髄液が分泌される。

②
脳脊髄液は、側脳室、第3脳室、第4脳室を経て、ルシュカ孔とマジャンディ孔からくも膜下腔に出て循環する。

③
くも膜顆粒と呼ばれる突起部から上矢状静脈洞に吸収される。

第3脳室
中脳水道
第4脳室
ルシュカ孔（こう）
脈絡叢
マジャンディ孔

くも膜下腔

脊髄中心管

神経系

脳神経の働き

- ●脳神経は、脳に出入りする末梢神経で 12 対ある。
- ●脳神経は、主に頭部と顔、頸部の知覚や運動、内臓機能にかかわる。
- ●胸部や腹部にある内臓の機能を調整する神経もある（迷走神経）。

脳に出入りする 12 対の末梢神経

　脳神経は、脳に出入りする末梢神経のことです。脳神経は 12 対あります。顔の感覚、嗅覚や視覚などの情報、血圧など内臓からの情報を脳に伝える**感覚神経**と、顔面と頸部の骨格筋を動かす**運動神経**に加えて、内臓の機能を調整する**自律神経**が含まれています。

＜脳神経の働き＞

　12 対の脳神経の機能は以下の通りです。

I　**嗅神経**：嗅覚を伝える感覚神経。

II　**視神経**：視覚を伝える感覚神経。

III　**動眼神経**：眼球を動かす運動神経と、瞳孔の動きにかかわる自律神経。

IV　**滑車神経**：眼球を動かす運動神経。

V　**三叉神経**：顔面の感覚を伝える感覚神経と、咀嚼筋を動かす運動神経。

VI　**外転神経**：眼球を動かす運動神経。

VII　**顔面神経**：味覚を伝える感覚神経と、表情筋を動かす運動神経、涙腺や唾液腺の機能を調整する自律神経。

VIII　**内耳神経**：聴覚と平衡感覚を伝える感覚神経。

IX　**舌咽神経**：味覚や口腔内の感覚を伝える感覚神経と、咽の動きにかかわる運動神経、耳下腺の機能の調節や血圧の調節に関与する自律神経。

X　**迷走神経**：頸部、胸部、腹部の内臓の機能を調整する自律神経。耳周辺の感覚を伝える感覚神経も混ざる。

XI　**副神経**：咽や頸部の骨格筋を動かす運動神経。

XII　**舌下神経**：舌を動かす運動神経。

試験に出る語句

迷走神経
第 X 脳神経。ほかの脳神経の分布が頸部までであるのに対して、胸部や腹部まで分布している。機能は自律神経が中心で、ほかの脳神経とは性格が異なる。

キーワード

末梢神経
脳や脊髄と、末梢の骨格筋や感覚器、内臓などをつなぐ神経のこと。脳神経と脊髄神経がある。

メモ

脳神経の番号
脳神経は、出入りする脳の位置の上から順番に番号がつけられている。番号はローマ数字で表記することが多い。
感覚神経の線維だけ、または運動神経の線維だけという脳神経もあるが、両方の線維が混ざっていたり、自律神経の線維も混ざっている神経もある。

【脳神経とその働き（P.63 の上イラスト参照）】

神経系

	神経	部位	運動神経	感覚神経	副交感神経	働き
I	嗅神経	大脳		●		嗅覚を伝える
II	視神経	大脳		●		視覚を伝える
III	動眼神経	中脳	●			眼球を動かす
					●	瞳孔の開閉と水晶体の厚さの調節
IV	滑車神経	中脳	●			眼球を動かす
V	三叉神経	中脳	●			咀嚼筋を動かす
				●		顔面の感覚を伝える
VI	外転神経	橋	●			眼球を動かす
VII	顔面神経	橋	●			表情筋を動かす
				●		舌の前3分の2の味覚を伝える
					●	涙腺や唾液腺の機能の調節
VIII	内耳神経	橋		●		聴覚と平衡感覚を伝える
IX	舌咽神経	延髄	●			咽頭や口蓋を動かす（嚥下など）
				●		舌の後3分の1の味覚や口の感覚を伝える
					●	耳下腺の分泌、血圧調整に関与
X	迷走神経	延髄	●			咽頭、喉頭、食道上部の動きに関与
				●		喉の味覚、喉頭、気管、消化管などの感覚を伝える
					●	頸部、胸部、腹部の内臓の機能を調節
XI	副神経	延髄	●			喉頭や頸部の骨格筋を動かす
XII	舌下神経	延髄	●			舌を動かす

Athletics Column

スポーツの現場で広がるアロマテラピー

　第I脳神経の嗅神経は嗅覚（P.96 参照）を大脳に伝達する神経で、大脳辺縁系（P.52 参照）の一部でもあり、気分ややる気と関係が深い神経です。最近、アスリートやスポーツ愛好家の間では、この嗅覚の特性を利用してスポーツの際の集中力を向上させたり、緊張を緩和し、また運動後の心身の疲労を回復させるために、植物から抽出した香りの成分を使うアロマテラピーを取り入れる人が増えています。

脊髄神経とデルマトーム

●脊髄神経は脊髄に出入りする末梢神経で、31対ある。
●脊髄神経には、感覚神経と運動神経の線維が混ざっている。
●脊髄神経の感覚神経が支配する皮膚の区分をデルマトームという。

脊髄神経は31対ある

　脊髄神経とは、脊髄に出入りする末梢神経のことです。第1頸椎の上から出るのが第1頸神経で、その後は上下の脊椎の間から1対ずつ出ており、頸神経が8対、胸神経が12対、腰神経が5対、仙骨神経が5対、尾骨神経が1対あり、全部で31対あります。

　脊髄神経には、感覚神経と運動神経の線維が混ざっていたり、自律神経の線維を含むものもあります。

　胸神経以外の脊髄神経は、上下の線維が交叉、分岐して神経叢という構造をつくります。神経叢には、頸神経叢、腕神経叢、腰神経叢、仙骨神経叢などがあります。

脊髄神経が支配するエリア

　脊髄の前角から出る前根と、後角からの後根は、脊椎の外で合流した後、すぐに前枝と後枝に分かれ、それぞれ枝分かれしながら全身に枝を伸ばしています。前枝は太く、体幹の体壁内面や四肢に、後枝は細く、背部の骨格筋や皮膚に分布しています。

　脊髄神経は、運動神経、感覚神経ともに、頸神経などの上方のものは頭頸部や上肢などを、腰神経や仙骨神経などの下方のものは下腹部や下肢を支配しています。感覚神経による皮膚の支配エリアは右図のように帯状に区分けすることができ、これをデルマトーム（皮膚分節）といいます。

　運動神経による支配エリアは骨格筋ごとに分かれており、神経障害の状態からどの脊髄神経に異常があるかを推定することができます。

神経叢
上下の脊髄神経の線維が混ざり、網の目のような構造をつくるもの。頸神経叢、腕神経叢、腰神経叢、仙骨神経叢、陰部神経叢などがある。

デルマトーム
皮膚分節ともいう。脊髄神経の感覚神経が皮膚を支配するエリアのこと。体の横方向に帯状に分かれている。

前根・後根
脊髄に出入りする脊髄神経が通る部分で、脊髄の前方から出るものを前根、後方のものを後根という。前根には運動神経と自律神経、後根には感覚神経が通る。

前枝・後枝
脊髄神経の前根と後根が合流した後、前後に分かれる枝。それぞれ運動神経と感覚神経（または自律神経）の線維が混ざっている。

神経の名称
脊髄神経は脊髄を出た後、枝分かれしながら末梢に届く。それぞれの部位の神経には、走る場所や分布する場所などにちなんだ名称がついている。

脊髄神経

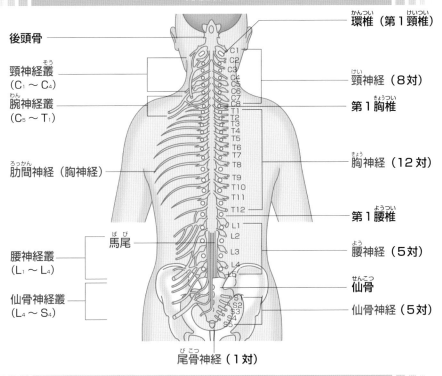

環椎（第1頸椎）

後頭骨

頸神経叢
（C₁〜C₄）

腕神経叢
（C₅〜T₁）

C1
C2
C3
C4
C5
C6
C7
C8

頸神経（8対）

第1胸椎

T1
T2
T3
T4
T5
T6
T7
T8
T9
T10
T11
T12

肋間神経（胸神経）

胸神経（12対）

第1腰椎

L1
L2
L3
L4
L5

馬尾

腰神経叢
（L₁〜L₄）

腰神経（5対）

仙骨

S1
S2
S3
S4
S5

仙骨神経叢
（L₄〜S₄）

仙骨神経（5対）

尾骨神経（1対）

デルマトーム

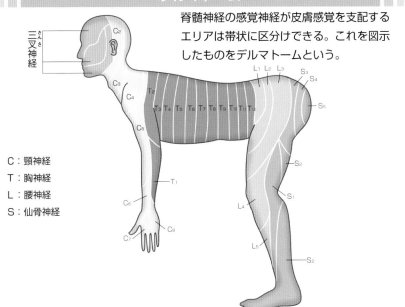

脊髄神経の感覚神経が皮膚感覚を支配する
エリアは帯状に区分けできる。これを図示
したものをデルマトームという。

三叉神経

C₂
C₃
C₄
C₅
C₆
C₇
C₈
T₁

L₁ L₂ L₃　S₃　S₄
T₂ T₃ T₄ T₅ T₆ T₇ T₈ T₉ T₁₀ T₁₁ T₁₂
S₅
S₂
S₁
L₄
L₅
S₂

C：頸神経
T：胸神経
L：腰神経
S：仙骨神経

神経系

神経系

自律神経系の概要

ポイント

- 自律神経系は意思とは関係なく臓器や血管、分泌腺を調整する。
- 興奮状態にする交感神経と、安静状態にする副交感神経がある。
- 自律神経系の最高位の中枢は視床下部である。

交感神経と副交感神経の二重支配

　自律神経でいう自律とは、意思とは関係なく働くという意味です。**自律神経系**は、内臓や血管、分泌腺の機能をコントロールする働きを持つ末梢神経です。

　自律神経系には**交感神経**と**副交感神経**があります。交感神経は体を興奮状態、臨戦態勢にするのに対し、副交感神経は体を安静、リラックス状態にします。多くの臓器や器官には両方の神経が分布していて、その機能を状況に応じて調節しています。このように相反する機能の神経にコントロールされることを**二重支配**といいます。

　交感神経と副交感神経の主な働きは右ページの表の通りです。例えば、強敵に対峙してしまい戦うか逃げるかという状況に置かれたときは、交感神経が働きます。視覚を研ぎ澄ませ、血流を促進して骨格筋に酸素とエネルギーを送り届けます。食事や排泄をしている場合ではないので、それらの機能は抑制されます。敵が去り、危機を脱すると副交感神経が働いて血圧が下がり、消化機能や排泄、生殖の機能が促進されます。

自律神経系の中枢

　自律神経系の最高位の中枢は**視床下部**です。視床下部は、内分泌の中枢でもあります（P.212参照）。視床下部にはニューロンの固まりである神経核がたくさんあり、これらが自律神経系の中枢の働きをしていると考えられ、体温の調節、血圧の調節、体内水分量の調節の中枢があることが分かっています。

試験に出る語句

二重支配
一つの臓器や器官が、相反する機能を持つ交感神経と副交感神経の両方によってコントロールされていること。

交感神経
体を興奮状態、臨戦態勢にする。血圧を上げ、血糖値を上昇させ、骨格筋の血流を増やす。消化機能や排泄機能は抑制される。

副交感神経
体をリラックスした状態にする。消化機能や排泄機能、生殖機能を促進する。心拍数や血圧を下げる。

キーワード

分泌腺
消化液や汗などを分泌する外分泌腺と、ホルモンを分泌する内分泌腺。外分泌腺には分泌物を導く導管がある。内分泌腺には導管はなく、分泌物は血管に入る。

メモ

視床下部の役割
視床下部は、中枢神経系の各部と情報をやり取りして、環境の変化に対応して自律的に内臓などの機能を調節している。ホメオスタシスの中枢である。

【自律神経系の働き】

	交感神経の作用	副交感神経の作用
瞳孔	散大	縮小
水晶体	薄くなる	厚くなる
唾液腺	粘液分泌増加	漿液分泌増加
発汗	増加	（支配なし）
立毛筋	収縮（鳥肌が立つ）	（支配なし）
気管支	拡張	収縮
心拍数	増加	減少
骨格筋の血管	拡張	（支配なし）
頭部と生殖器の血管	収縮	拡張
上記以外の血管	収縮	（支配なし）
消化管の運動	低下	亢進
消化液の分泌	減少	増加
肝臓からのブドウ糖放出	増加	（支配なし）
インスリンの分泌	低下	亢進
膀胱壁	弛緩	収縮
膀胱括約筋	収縮	弛緩
脂肪組織	脂肪分解亢進	（支配なし）

神経系

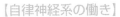
Athletics Column

楽しくできる運動は自律神経のバランスを整える

　　激しい運動を行なうと交感神経が強く働き、副交感神経の働きは弱くなります。しかしウォーキングや軽いジョギング、サイクリングなど、楽しく行なうことができる適度な有酸素運動では、交感神経とともに副交感神経も刺激され、自律神経系のバランスが取れるようになります。ストレスなどによって交感神経が興奮した状態が続いて心身に不調が起きているときは、有酸素運動を行なうと効果的です。

神経系

自律神経系—交感神経

 ポイント

● 交感神経は、体を臨戦態勢に調整する。
● 交感神経は、脊髄を出ると交感神経幹に入ってから末梢に向かう。
● 交感神経の節後線維の神経伝達物質はノルアドレナリンである。

交感神経の働き

交感神経は、自分にとって脅威となるものに直面したときに、体を臨戦態勢にします。それは、草食動物が天敵である肉食の猛獣に遭遇したときに例えることができます。逃げるにしても戦うにしても、意識を集中し、瞳孔を開いて視覚を研ぎ澄ませ、骨格筋を最大限に使えるように準備を整えます。気管支を拡張させ、呼吸を速くすることで酸素を多く取り入れ、心拍数を上げて血流を盛んにし、骨格筋の血管を拡張させます。また骨格筋のエネルギー源となるブドウ糖を肝臓から大量に放出します。

その一方で、緊急事態のときには食べたり排泄したりしている場合ではないので、消化管の運動や消化液の分泌が抑制され、膀胱壁は弛緩します。

交感神経の走行と神経伝達物質

交感神経のニューロンは第1胸髄から上位の腰髄までの側角から始まります。脊髄の前根から出ると、脊椎の両側を縦に走る交感神経幹に入り、一部はここで、ほかはこれを通過して腹部の神経節でニューロンを乗り換えます。このニューロンを乗り換えるまでの線維を**節前線維**といいます。ニューロンを乗り換えた後の**節後線維**は、長く伸びて標的の臓器や器官に分布しています。

交感神経の節前線維の末端から次のニューロンとのシナプスに放出される神経伝達物質は**アセチルコリン**です。節後線維の末端と標的となる臓器などとのシナプスに放出される神経伝達物質は**ノルアドレナリン**です。

 試験に出る語句

交感神経幹
脊椎の両側に縦に連なる数珠状の構造。交感神経の節前線維は脊髄から出てここに入る。

ノルアドレナリン
ホルモンとして副腎髄質からも分泌されている。覚醒(かくせい)、怒り、不安、意欲、記憶などにかかわる。不足すると無気力、意欲の低下、うつ傾向などが起こる。

 キーワード

節前線維・節後線維
自律神経は、中枢から出て途中でニューロンを乗り換えてから標的となる臓器などに分布する。ニューロンを乗り換える前の線維を節前線維、乗り換えた後の線維を節後線維という。

 メモ

交感神経の特徴
交感神経は、節前線維が短く、節後線維が長いのが特徴である。ストレスにさらされると交感神経が優位となる。ストレスの元が取り除かれないと、交感神経優位の状態が続き、身体的な負担が大きくなり、やがては疲弊してしまう。

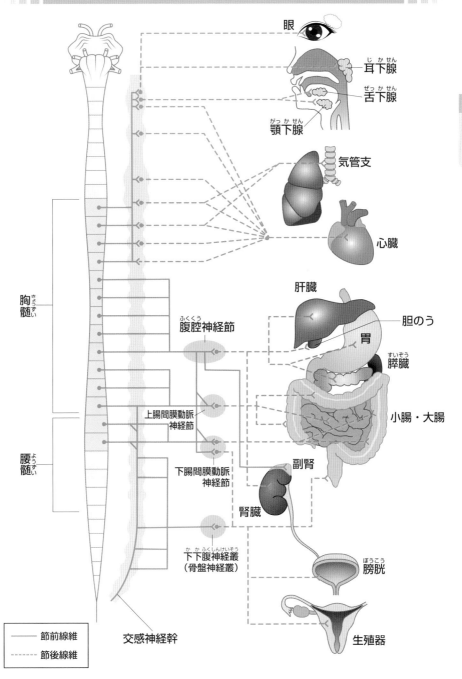

眼

耳下腺
じ　か　せん

舌下腺
ぜっ　か　せん

顎下腺
がっ　か　せん

気管支

心臓

肝臓

胆のう

胃

膵臓
すいぞう

小腸・大腸

副腎

腎臓

膀胱
ぼうこう

生殖器

腹腔神経節
ふくくう

上腸間膜動脈
神経節

下腸間膜動脈
神経節

下下腹神経叢
か　か　ふくしんけいそう
（骨盤神経叢）

胸髄
きょうずい

腰髄
ようずい

交感神経幹

―― 節前線維

----- 節後線維

神経系

79

神経系

自律神経系 — 副交感神経

ポイント

- ●副交感神経は、体をリラックスした状態に調整する。
- ●副交感神経は脳幹と仙髄から始まる。
- ●迷走神経は胸部と腹部の臓器などを広く支配する副交感神経である。

副交感神経の働き

　副交感神経は、体をリラックスした状態にします。自分にとって脅威となるものや、心身に負担になるような環境条件がなく、落ち着いて食事をしたり排泄したりすることができるような状態のときに優位に働きます。副交感神経は、消化管の運動や消化液の分泌を促進し、肝臓でブドウ糖からグリコーゲンを合成する働きを亢進させます。膀胱壁の平滑筋を収縮させて排泄を促し、生殖器の血流を増やします。心拍数が減少し、気管支の壁の平滑筋が収縮し、瞳孔も縮小します。

副交感神経の走行と神経伝達物質

　副交感神経のニューロンは脳幹と仙髄から出ています。脳幹から出ているものはいずれも脳神経（P.72 参照）に混ざって走っています。仙髄から出るものは骨盤内臓神経となり、骨盤内の臓器に分布します。副交感神経は標的となる臓器などの近くにある神経節でニューロンを乗り換えるため、節前線維が長く、節後線維が短いのが特徴です。

　副交感神経のシナプスで放出される神経伝達物質は、節前線維、節後線維ともにアセチルコリンです。

副交感神経の中心を担う迷走神経

　第Ⅹ脳神経の迷走神経は副交感神経の機能の中心を担う神経で、頸部、胸部、腹部の大半の臓器や器官を支配しています。脳幹から出て腹部まで線維を伸ばすほか、一部は胸部で反転して喉に戻る（反回神経）など、走行も特徴的です。

 試験に出る語句

迷走神経
第Ⅹ脳神経。気管・気管支、食道、胃、肝臓、胆嚢（たんのう）、膵臓（すいぞう）、小腸、大腸の横行結腸までを支配している。

骨盤内臓神経
第２～４仙髄から出た副交感神経のこと。骨盤内に分布するほかの神経と混ざって骨盤神経叢をつくり、下行結腸、直腸、膀胱（ぼうこう）などに枝を伸ばす。

 キーワード

脳幹
中脳、橋（きょう）、延髄（えんずい）からなる。副交感神経はこれらの部位にある神経核から出ている。

アセチルコリン
運動神経の末端で放出されるのもアセチルコリンである。

 メモ

脊髄の損傷
頸髄（けいずい）を損傷した場合、そこから下の感覚と骨格筋の運動のほとんどを失うが、胸・腹部の臓器には延髄から出る迷走神経が分布しているため、これらの機能は保たれることが多い。

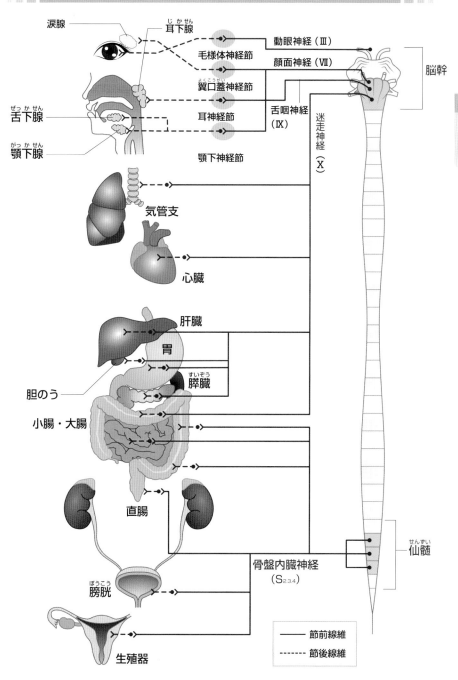

神経系

神経系

大脳の領域同士の連絡

ポイント
- ●片方の大脳半球の各部をつなぐ線維を連合線維という。
- ●左右の大脳半球の各部をつなぐ線維を交連線維という。
- ●左右の大脳半球を広範囲につなぐ線維は脳梁を形成している。

大脳の各部は多くの線維でつながっている

大脳皮質は、部位によって担当する機能が分かれています（大脳皮質の機能局在 P.50 参照）が、それぞれの部位は互いに神経線維によってつながっています。特に前頭連合野、頭頂連合野、側頭連合野が複雑で高度な機能を担うことができるのは、それらの線維によって各部の情報を統合しているからです。

片方の大脳半球の中を走る線維を**連合線維**、左右の大脳半球を結ぶ線維を**交連線維**といいます。

＜連合線維＞

片方の大脳半球の中で各所をつなぐ線維には、次のようなものがあります。

① **弓状線維**：ごく近くの部分をつなぐ短い線維。

② **上縦束**：前頭葉前部と側頭葉・後頭葉を結ぶ線維。

③ **前頭後頭束**：前頭葉と後頭葉を結ぶ線維で、上前頭後頭束と下前頭後頭束がある。

④ **下縦束**：側頭葉と後頭葉を結ぶ線維。

⑤ **帯状束**：内面の帯状回の中を走る線維。

⑥ **鈎状束**：前頭葉下部と側頭葉を結ぶ線維。

＜交連線維＞

左右の大脳半球をつなぐ線維は、脳梁や交連を形成します。

❶ **脳梁**：左右の大脳半球全般をつなぐ線維が集まったもの。間脳にかぶさるように位置している。

❷ **交連**：大脳下部を左右につなぐ線維の束で、視床下部の前上方の前交連や、間脳の後方の後交連がある。

 試験に出る語句

脳梁
左右の大脳半球をつなぐ。大脳の矢状断面で、視床の上部に弓状に見える部分。

前交連・後交連
前交連は視床下部の前上方にあり、左右の嗅覚にかかわる部分や側頭葉同士を結んでいる。後交連は間脳に属する松果体（しょうかたい）の下、視床の後部にある。

 キーワード

連合野
大脳皮質の感覚野と運動野を除く部分で、ヒトは特に発達している。認知機能や思考、言語、記憶、行動の制御などの高次脳機能を司る。

 メモ

交連
左右の大脳をつなぐ交連には、ほかに大脳辺縁系に属する脳弓をつなぐ脳弓交連や、視床上部にある手綱交連がある。

連合線維

連合線維は、片方の大脳半球の中で各所をつないでいる。

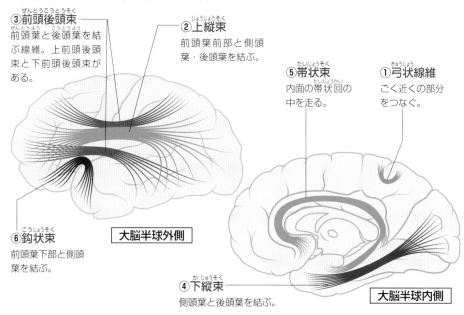

③前頭後頭束
ぜんとうこうとうそく
前頭葉と後頭葉を結ぶ線維。上前頭後頭束と下前頭後頭束がある。

②上縦束
じょうじゅうそく
前頭葉前部と側頭葉・後頭葉を結ぶ。

⑤帯状束
たいじょうそく
内面の帯状回の中を走る。
たいじょうかい

①弓状線維
きゅうじょう
ごく近くの部分をつなぐ。

⑥鈎状束
こうじょうそく
前頭葉下部と側頭葉を結ぶ。

大脳半球外側

④下縦束
か じゅうそく
側頭葉と後頭葉を結ぶ。

大脳半球内側

神経系

交連線維

交連線維は、左右の大脳半球をつなぎ、脳梁や交連を形成している。
こうれん　　　　　　　　　　　　　　　　　　　のうりょう

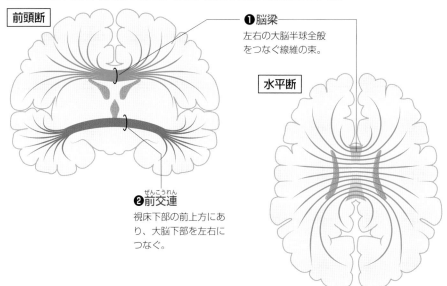

前頭断

❶脳梁
左右の大脳半球全般をつなぐ線維の束。

水平断

❷前交連
ぜんこうれん
視床下部の前上方にあり、大脳下部を左右につなぐ。

神経系

体性感覚の情報を伝える上行性伝導路

ポイント

●末梢から体性感覚の情報を脳に伝えるルートを上行性伝導路という。
●痛覚・温覚と繊細な触覚、粗い触覚とでは、伝導路が違う。
●どの伝導路も脊髄や延髄で反対側に交叉している。

伝える感覚によってルートが違う

　脊髄の白質にはたくさんの神経線維が走っていますが、個々の線維はまるで鉄道の路線のように、出発地や行き先ごとにまとまって走っています。これを**伝導路**といいます。末梢から感覚の情報を大脳に送る伝導路は、情報が上に向かうことから**上行性伝導路**と呼ばれます。

＜上行性伝導路の種類とルート＞

　上行性伝導路には、痛覚や温覚を伝える**外側脊髄視床路**、粗い触覚を伝える**前脊髄視床路**、繊細な触覚や深部感覚を伝える**後索－内側毛帯路**などがあり、次のようなルートを通っています。

①外側脊髄視床路

　痛覚や**温覚**の伝導路。脊髄の後角に入ってニューロンを乗り換えた後、脊髄で反対側に交叉して、外側脊髄視床路に入って上行する。視床で再度ニューロンを乗り換え、大脳皮質の中心後回の体性感覚野に届く。

②前脊髄視床路

　部位が特定できないような**粗い触覚**を伝える伝導路。外側脊髄視床路と似ているが、上行するときに通るのは反対側の前脊髄視床路である。

③後索－内側毛帯路

　繊細な触覚や**位置覚**や**運動覚**などの深部感覚を伝える伝導路である。脊髄の後角から入った線維は、脊髄の後索に入って上行し、延髄でニューロンを乗り換えて反対側の内側毛帯に入ってさらに上行、視床で再度ニューロンを乗り換えてから、体性感覚野に届く。

試験に出る語句

上行性伝導路
体性感覚を末梢から脳に伝えるルートのこと。情報が伝わる方向が「上り」であることから上行性という。これを伝えるニューロンは求心性神経である。

キーワード

深部感覚
骨格筋や関節などにある受容器で感知する位置覚、運動覚、振動覚などのこと。

中心後回
大脳の中心溝の後部の一帯のことで、体性感覚野がある。

メモ

体性感覚野の障害
上行性伝導路は、必ずどこかで体の反対側に交叉する。したがって右側の体性感覚野が障害されると、左側の感覚が分からなくなる。

上行性伝導路には、種類によって次のような３つのルートがある。

【前脊髄視床路】　　【外側脊髄視床路】　　　　　【後索－内側毛帯路】

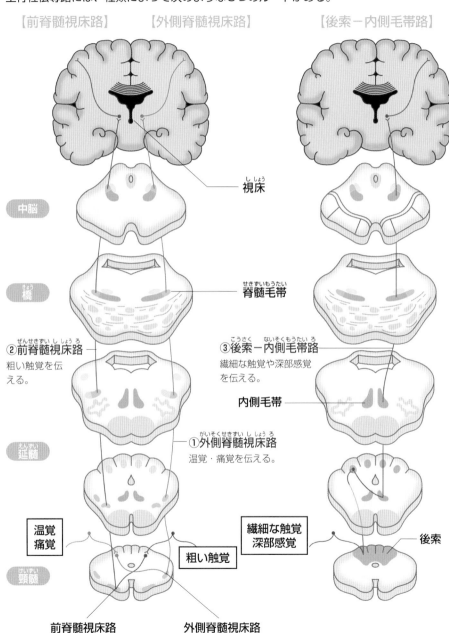

視床

中脳

脊髄毛帯

橋

②前脊髄視床路
粗い触覚を伝える。

③後索－内側毛帯路
繊細な触覚や深部感覚を伝える。

内側毛帯

延髄

①外側脊髄視床路
温覚・痛覚を伝える。

温覚
痛覚

繊細な触覚
深部感覚

後索

粗い触覚

頸髄

前脊髄視床路

外側脊髄視床路

神経系

神経系

運動の指令を伝える下行性伝導路

ポイント
- ●大脳から運動の指令を骨格筋に伝えるルートを下行性伝導路という。
- ●下行性伝導路の主なものは、延髄の錐体を通る錐体路である。
- ●どの伝導路も脊髄で反対側に交叉している。

主な下行性伝導路は錐体路

　大脳皮質の中心前回にある運動野から、末梢の骨格筋に運動の指令を伝える伝導路を、情報が下に向かうことから下行性伝導路といいます。

　代表的な下行性伝導路は錐体路です。延髄の錐体を通るためこの名称がついています。

＜錐体路のルート＞

　延髄の錐体を通る錐体路には、脊髄で外側皮質脊髄路を通るルートと、前皮質脊髄路を通るルートがあります。

　錐体から外側皮質脊髄路を通るルートは、大脳皮質の中心前回にある運動野から出て、大脳の内包を通り、延髄の前方にある錐体に集まります。錐体を通った線維の5分の4は延髄と脊髄の境目で反対側に交叉し、外側皮質脊髄路を下行します。そして脊髄の前角でニューロンを乗り換え、目的の骨格筋に届きます。

　前皮質脊髄路を通るルートは、大脳皮質の運動野から出て、内包、延髄の錐体を通った線維の5分の1が通るルートで、そのまま下行して前皮質脊髄路を通ります。そして目的の骨格筋に向かうところで反対側に交叉し、脊髄の前角でニューロンを乗り換えます。

錐体路以外の下行性伝導路

　下行性伝導路には、脳幹網様体を通るルートや、中脳の赤核を通るルートなど、錐体を通らないものがあり、これを錐体外路といいます。この伝導路を通る神経は、姿勢の制御や筋緊張の調整などにかかわると考えられています。

 試験に出る語句

下行性伝導路
運動の指令を脳から骨格筋に伝えるルート。情報が伝わる方向が「下り」であることから下行性という。これを伝えるニューロンは遠心性神経である。

錐体
延髄の前方にある柱状の構造。上が太く、下が細くなっており、逆さにした円錐（えんすい）の形をしているため、この名前がある。

 キーワード

中心前回
大脳の中心溝の前部の一帯のことで、運動野がある。

 メモ

運動野の障害
下行性伝導路は、脊髄で体の反対側に交叉する。したがって右側の運動野の障害では、体の左側が動かなくなる。

錐体外路症状
意思と無関係に体が動く不随意運動や筋緊張に異常が起こるものを錐体外路症状と呼ぶ。以前は錐体路以外の伝導路の異常によると考えられていたが、現在その説明は適切ではないとされている。これらの症状には大脳基底核が深くかかわる。

主な下行性伝導路

大脳から骨格筋に運動の指令を伝える神経線維は、下行性伝導路を束になって走っている。

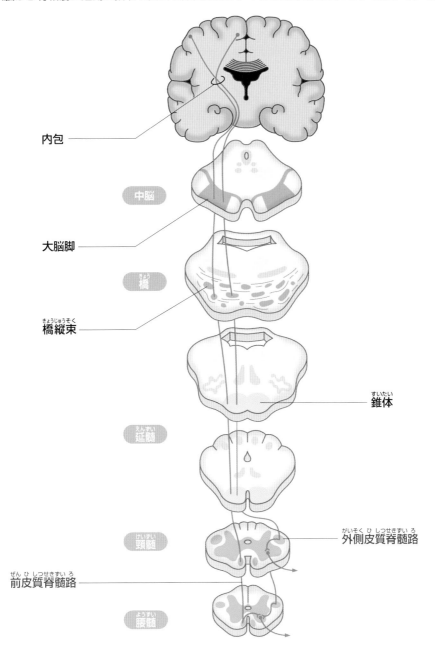

内包

中脳

大脳脚

橋

きょうじゅうそく
橋縦束

すいたい
錐体

えんずい
延髄

けいずい
頸髄

がいそく ひ しつせきずい ろ
外側皮質脊髄路

ぜん ひ しつせきずい ろ
前皮質脊髄路

ようずい
腰髄

87

感覚の種類

感覚器

- ●ヒトが感知できる感覚には、体性感覚と内臓感覚、特殊感覚がある。
- ●体性感覚には皮膚感覚と深部感覚がある。
- ●嗅覚や視覚など、特別な受容器で感知する感覚を特殊感覚という。

体性感覚は2つに分けられる

　ヒトが感じることができる感覚には、**体性感覚**と**内臓感覚**、そして**特殊感覚**があります。それぞれに感覚を感知するための受容器があり、感知された情報は感覚神経によって中枢へと送られます。

　体性感覚とは、皮膚や筋肉、関節などで感知する感覚のことで、さらに**皮膚感覚**と**深部感覚**の2つに分けられます。

　皮膚感覚は、皮膚で感知する感覚のことで、痛いと感じる**痛覚**、温かいと感じる**温覚**、冷たいと感じる**冷覚**、押されていると感じる**圧覚**、触れられていることを感じる**触覚**があります。一方、深部感覚は、関節や骨格筋などにある受容器で感知する感覚です。関節の位置を感知する位置覚、動きを感知する**運動覚**、抵抗を感知する**抵抗覚**などがあります。

内臓感覚と特殊感覚の働き

　内臓感覚は、空腹感、便意、尿意、口渇感、吐き気、内臓痛などの感覚のことです。

　特殊感覚は、特別な感覚受容器で感知する感覚のことです。鼻腔の嗅上皮で感知する嗅覚、目で感知する視覚、耳で感知する聴覚、内耳で感知する平衡覚、舌で感知する味覚があります。

 試験に出る語句

深部感覚
位置覚、運動覚、抵抗覚、重量覚などのこと。これらを感知するセンサーは骨格筋や関節などにある。

特殊感覚
特別な感覚受容器で感知する感覚のこと。嗅覚、視覚、聴覚、平衡覚、味覚がある。

 キーワード

内臓感覚
内臓感覚には、尿意や吐き気など自覚できるものと、血中酸素濃度や血圧など自覚できないものがある。

メモ

感覚の種類
手に持ったものの重さは圧覚や位置覚、表面の硬さや材質などは触覚や圧覚、温覚、冷覚などを総合して認知していると考えられる。

一般感覚
体性感覚と内臓感覚を合わせて一般感覚ということがある。

		皮膚感覚	痛覚　温覚　冷覚　圧覚　触覚
	体性感覚		
		深部感覚	位置覚　運動覚　抵抗覚 重量覚　振動覚
感覚	内臓感覚		空腹感　便意　尿意　口渇感　吐き気 内臓痛　など
	特殊感覚		嗅覚　視覚　聴覚　平衡覚　味覚

皮膚感覚：痛覚（つうかく）温覚（おんかく）冷覚（れいかく）圧覚（あっかく）触覚（しょっかく）

感覚器

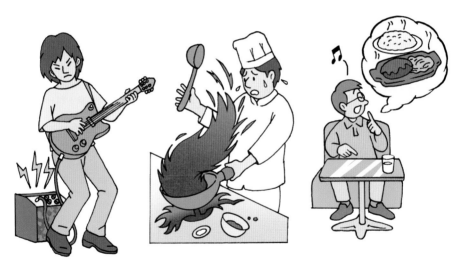

Athletics Column

スポーツに重要な動体視力

　スポーツには深部感覚（P.92 参照）が深く関係していますが、視覚も重要な役割を果たしています。視力には止まったものを見る静止視力と、動くものを見る動体視力があり、スポーツでは特に動体視力が重要です。動体視力には、左右に動くものを認識する DVA 動体視力と、前後に動くものを認識する KVA 動体視力があります。静止視力と動体視力とは別のもので、相関関係はないと考えられています。

感覚器

皮膚感覚

ポイント
●皮膚感覚の受容器には、構造の異なるいくつかの種類がある。
●皮膚感覚受容器の種類によって感知する感覚が違う。
●自由神経終末は、皮膚感覚の受容器のうち最も広く分布する。

皮膚感覚の受容器にはいくつかの種類がある

　皮膚感覚とは、皮膚で感じる痛覚、温覚、冷覚、圧覚、触覚のことで、表在感覚ということもあります。皮膚感覚を感知する受容器には、構造が異なる以下のような種類があり、それぞれ感知できる感覚が違います。自由神経終末とメルケル盤は表皮に、それ以外の受容器は真皮にあります。

＜皮膚感覚の受容器の種類と感知する感覚＞

①自由神経終末

　全身の皮膚に広く分布している。特別な装置を持たず、髄鞘がない神経の末端が皮膚の表皮まで伸びている。痛覚を始め、ほとんどの皮膚感覚を感知する。

②メルケル盤

　表皮の基底層にあるメルケル細胞と、そこにつく神経線維で構成されたもの。表皮や口腔粘膜などにある。触覚を感知する。

③ルフィニ小体

　紡錘状の受容器で真皮にあり、関節包にもある。温覚、触覚、圧覚を感知する。

④マイスネル小体

　表皮のすぐ下にある先端が卵型の受容器。手のひらや足の裏、特に指の腹に多い。繊細な触覚を感知する。

⑤パチニ小体

　神経線維の周囲にタマネギの皮のような層状の膜がついている。真皮と皮下組織の境目辺りにあり、主に圧覚を感知する。

試験に出る語句

自由神経終末
全身に最も多く分布する受容器。先端は皮膚の表皮に達している。

痛覚、触覚
痛覚を感知する点を痛点、触覚を感知する点を触点という。これらの点は温覚や冷覚の点よりも多い。

キーワード

メルケル細胞
メルケル細胞には突起があり、それを表皮に伸ばして、皮膚の変形を感知している。

メモ

敏感な部分
皮膚感覚は、全身どこでも同じように敏感なわけではない。敏感さは皮膚感覚の受容器の密度に関係している。例えば背中や大腿部などは受容器の数が少なく、指先や唇などは受容器の数が多い。

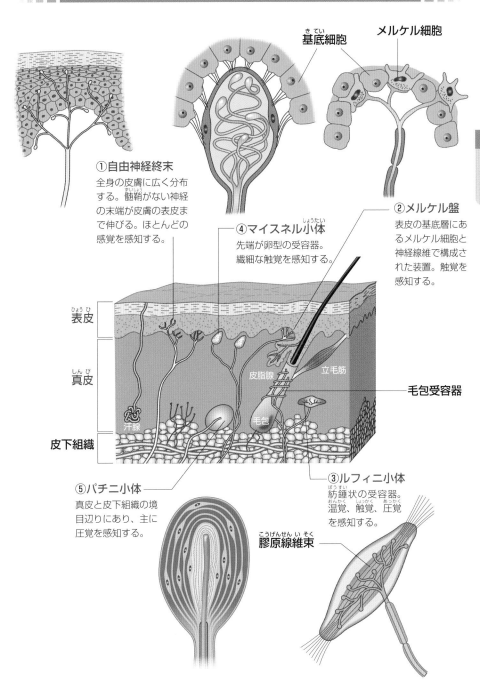

基底細胞

メルケル細胞

①自由神経終末
全身の皮膚に広く分布
する。髄鞘がない神経
の末端が皮膚の表皮ま
で伸びる。ほとんどの
感覚を感知する。

④マイスネル小体
先端が卵型の受容器。
繊細な触覚を感知する。

②メルケル盤
表皮の基底層にあ
るメルケル細胞と
神経線維で構成さ
れた装置。触覚を
感知する。

感覚器

表皮

真皮

皮脂腺

立毛筋

毛包受容器

汗腺

毛包

皮下組織

⑤パチニ小体
真皮と皮下組織の境
目辺りにあり、主に
圧覚を感知する。

③ルフィニ小体
紡錘状の受容器。
温覚、触覚、圧覚
を感知する。

膠原線維束

91

感覚器

深部感覚

ポイント
- ●深部感覚とは、位置覚、運動覚、抵抗覚、重量覚のことである。
- ●深部感覚は骨格筋内の筋紡錘や腱のゴルジ腱器官などで感知する。
- ●皮膚にある感覚受容器が関節包などにもあり、深部感覚を感知する。

深部感覚は骨格筋や関節の受容器が感知する

　深部感覚とは、骨格筋や腱、関節などで感知する感覚のことです。自分の体の位置を感知する**位置覚**、体がどの方向にどんな速さでどのように動いたかを感知する**運動覚**、体にかかる抵抗を感知する**抵抗覚**、重さを感知する**重量覚**があります。この感覚によって、私たちは目をつぶっていても自分の手足がどこにあるのか、どう動かしたかが分かるのです。

　骨格筋の中にある筋紡錘や腱の中にある**ゴルジ腱器官**（P.38 参照）は、深部感覚の受容器です。これらは骨格筋や腱が伸ばされるとそれを感知して、伸ばされ過ぎるのを防ぐための反射を起こします。

　また深部感覚の受容器には、皮膚感覚の受容器と同じ構造のものがあります。

　例えば、その部位の伸展を感知する機能を持つ**ルフィニ小体**は関節包にもあり、体の位置や、運動の方向と速さなどを感知しています。特に、動作を止めているときの体の位置を感知するのに役立っていると考えられています。

　関節包や靱帯、骨膜や膝の半月板には**パチニ小体**が、関節内などには**自由神経終末**があります。パチニ小体は振動を、自由神経終末は痛覚などを感知する受容器で、これらも深部感覚の感知にかかわっていると考えられていますが、詳しいことは分かっていません。

　ゴルジ腱器官のような装置は腱だけでなく靱帯にもあり、靱帯が強く引き伸ばされるとこれを感知します。

 試験に出る語句

深部感覚
体性感覚のうち、皮膚で感知する感覚以外の感覚。位置覚、運動覚などがある。深部痛覚を含むことがある。

ルフィニ小体
紡錘形の受容器で、周囲の組織の膠原線維（こうげんせんい）の方向に沿って位置しており、神経組織が引き伸ばされると、それを感知することができる。

 キーワード

筋紡錘
骨格筋内にあり、骨格筋が伸ばされるのを感知する装置。骨格筋が急に伸ばされるとこれを感知し、伸ばされ過ぎて切れてしまうのを防ぐために骨格筋を縮める反射（伸張反射）が起こる。

 メモ

振動覚
振動を感じる振動覚は、皮膚感覚の触圧（しょくあつ）覚とする場合と、深部感覚とする場合がある。

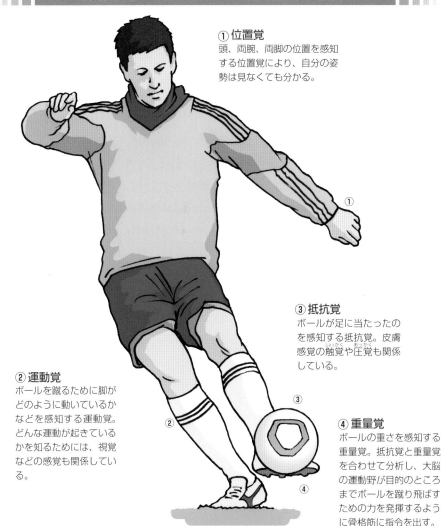

① 位置覚
頭、両腕、両脚の位置を感知する位置覚により、自分の姿勢は見なくても分かる。

③ 抵抗覚
ボールが足に当たったのを感知する抵抗覚。皮膚感覚の触覚や圧覚も関係している。

② 運動覚
ボールを蹴るために脚がどのように動いているかなどを感知する運動覚。どんな運動が起きているかを知るためには、視覚などの感覚も関係している。

④ 重量覚
ボールの重さを感知する重量覚。抵抗覚と重量覚を合わせて分析し、大脳の運動野が目的のところまでボールを蹴り飛ばすための力を発揮するように骨格筋に指令を出す。

感覚器

Athletics Column

「運動神経がよい」とはどういうことか？

　スポーツが上手なことを「運動神経がよい」と言いますが、解剖学的に運動神経とは、大脳の運動野から骨格筋に指令を伝える末梢神経のことであり、両者は全く違うものです。スポーツがうまいかどうかは、大脳や小脳などの運動の中枢や視覚などの感覚だけでなく、自分の体の位置や動きを感知する深部感覚の機能、筋力や呼吸・循環機能などと、それらの相互の関係によって決まるものといえます。

内臓感覚

●空腹感、吐き気、尿意、口渇感などの自覚症状は内臓感覚である。
●血圧や血中の酸素濃度、血糖値など自覚できない内臓感覚もある。
●本来の痛みの場所とは違う所に感じる痛みを関連痛という。

内臓にも感覚の受容器がある

　内臓感覚とは内臓から生じる感覚のことです。空腹感、満腹感、吐き気、尿意、便意、口渇感などの感覚や、内臓の痛みなどがあり、これらは自覚することができます。しかし、血圧、血糖値、血液の浸透圧などの変化は自覚することはできません。これらの内臓感覚は、内臓や消化管、血管や視床下部などにある受容器が感知しています。

　例えば空腹感は、視床下部などにある化学受容器が血糖値が下がったのを感知し、胃の壁にある機械受容器が胃が空であることを感知すると、それらの情報が視床下部の摂食中枢で統合され、空腹感として自覚されます。

　また大動脈弓や頸動脈洞にある動脈圧受容器は血圧の上昇を、化学受容器である大動脈小体や頸動脈小体は血液中の酸素濃度を感知し、自律神経による血圧や呼吸などの調整にかかわっています。

内臓痛覚と関連痛

　内臓の痛みは、内臓の壁にある自由神経終末が感知していると考えられています。この情報は、自律神経の求心路によって中枢に送られています。

　内臓の痛みは場所をはっきり特定できないのが特徴です。心筋梗塞で左腕が痛くなるなど、まったく別の場所で痛みを感じることがあります。これは内臓の痛みを、同じ神経路を通る別の体性感覚と混線して起こる現象で、関連痛といいます。

内臓感覚
空腹感、吐き気、尿意などの自覚できる感覚と、血圧や血中酸素濃度などの自覚できない感覚がある。

関連痛
内臓の痛みの情報が、それと同じ神経路を通る体性感覚の痛みとして知覚される。

化学受容器
酸素濃度や血糖値などを感知する受容器。

機械受容器
胃が空であるなど、機械的な変化を感知する受容器。

筋性防御
腸の急性の炎症などによって強い痛みが生じ、その情報が脊髄（せきずい）に届くと、脊髄反射が起き、腹筋群などの骨格筋が収縮する。強い腹痛で腹壁が硬くなるこの現象を筋性防御という。

化学受容器と圧受容器

頸動脈や大動脈弓には、血中の酸素濃度などを感知する化学受容器や、血圧を感知する圧受容器がある。

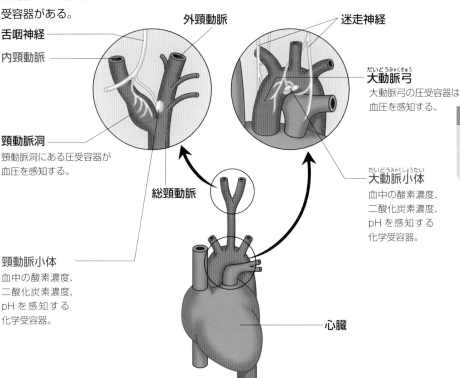

舌咽神経

内頸動脈

外頸動脈

迷走神経

頸動脈洞
頸動脈洞にある圧受容器が血圧を感知する。

大動脈弓
大動脈弓の圧受容器は血圧を感知する。

総頸動脈

大動脈小体
血中の酸素濃度、二酸化炭素濃度、pH を感知する化学受容器。

頸動脈小体
血中の酸素濃度、二酸化炭素濃度、pH を感知する化学受容器。

心臓

主な関連痛

内臓の痛みを、その内臓とは違う場所で感じる痛みのことを関連痛という。心筋梗塞のときに左腕に痛みを感じるのがその一例で、内臓感覚と体性感覚の神経路の混線による現象である。

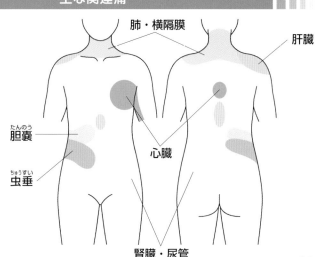

肺・横隔膜

肝臓

胆嚢

心臓

虫垂

腎臓・尿管

95

嗅覚

ポイント

- ●嗅覚は鼻腔の天井にある嗅上皮で感知する。
- ●嗅上皮で感知した情報は、嗅神経によって大脳に伝えられる。
- ●嗅神経は大脳辺縁系の一部であり、嗅覚は気分や記憶と関係が深い。

嗅覚を感知する嗅上皮は指先ほどの広さ

嗅覚は鼻で感知しますが、**鼻腔**全体で感じるのではなく、指先ほどの広さの**嗅上皮**で感知します。嗅上皮は、**鼻中隔**で左右に分かれている鼻腔の天井部分にあります。

嗅上皮には嗅覚を感知する**嗅細胞**が並んでいて、周りを支持細胞と基底細胞が埋めており、ところどころに**ボウマン腺**があります。嗅細胞からは嗅線毛が生えていて、ボウマン腺から分泌される粘液の中を漂っています。

＜嗅覚を感知する仕組み＞

嗅覚は次のような仕組みで感知します。

①鼻腔に、空気に混ざってにおいの分子が入り、**粘液に溶け込む**。

②粘液に溶けたにおいの分子が、嗅線毛の膜にある受容体に結合すると、嗅細胞に**インパルス**が発生する。

③神経インパルスは嗅細胞により、頭蓋骨を貫いて脳底部にある**嗅球**に伝達される。

④嗅球から嗅索を通じて大脳皮質の**嗅覚野**に伝わる。

嗅覚を伝える嗅神経は大脳辺縁系の一部

嗅球や嗅索は、第Ⅰ脳神経の**嗅神経**（P.72参照）で、**大脳辺縁系**（P.52参照）の一部でもあります。何かのにおいによって、気分がガラリと変わることがあるのは、大脳辺縁系が快・不快などの**情動の中枢**だからです。また何かのにおいを嗅いだ瞬間に、ふと昔の記憶が鮮明によみがえることがあります。このような現象も、大脳辺縁系が**記憶**の形成にかかわっているからです。

鼻腔内の嗅上皮 (右鼻腔の外側壁)

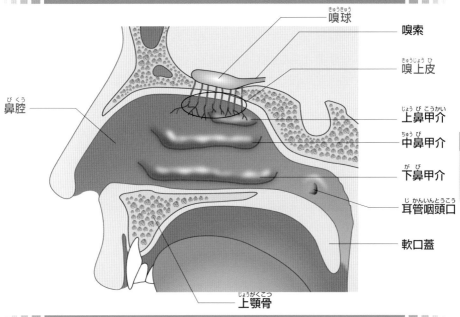

嗅球

嗅索

嗅上皮

上鼻甲介

中鼻甲介

下鼻甲介

耳管咽頭口

軟口蓋

鼻腔

上顎骨

感覚器

嗅上皮の微細構造

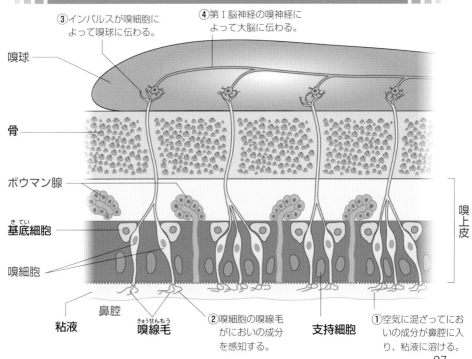

③インパルスが嗅細胞によって嗅球に伝わる。

④第Ⅰ脳神経の嗅神経によって大脳に伝わる。

嗅球

骨

ボウマン腺

基底細胞

嗅細胞

鼻腔

粘液

嗅線毛

②嗅細胞の嗅線毛がにおいの成分を感知する。

支持細胞

①空気に混ざってにおいの成分が鼻腔に入り、粘液に溶ける。

嗅上皮

感覚器

視覚

ポイント
- ●目から入った光は角膜と水晶体で屈折して網膜に像を結ぶ。
- ●網膜には明るさを感知する桿体細胞と色を感知する錐体細胞がある。
- ●視覚の情報を大脳に送る視神経は視交叉で交叉している。

角膜と水晶体が光を屈折させる

　視覚を感知する感覚器は眼球です。光は、瞳の表面を覆う角膜とその奥の水晶体で屈折し、眼球の後壁で網膜に像を結びます。瞳の虹彩は縮小、散大して、眼球に入る光の量を調整します。水晶体は、その周囲につく毛様体小帯と平滑筋を持つ毛様体によって、光が網膜に像を結ぶように厚さを変えます。

網膜で感知し視神経によって伝達される

　網膜に像を結んだ光は、網膜に並ぶ視細胞によって感知されます。視細胞には桿体細胞と錐体細胞があります。桿体細胞は明るさを感知する細胞で、網膜の周辺に多く、感度が高く弱い光にもよく反応します。錐体細胞は色を感知する細胞で、数は少なく、網膜の中心窩に集まっています。感度がやや悪く十分な光を必要とするため、暗いところでは色がはっきりしなくなります。

　網膜で感知された情報は、視神経によって大脳の視覚野に送られます。視神経は視交叉で交叉しており、耳側で感知した情報は同じ側の視覚野へ、鼻側で感知した情報は反対側の視覚野へ送られます。そして大脳でそれらの情報が統合された結果、全体が見えたと認識するのです。

 試験に出る語句

桿体細胞
網膜にある視細胞のうち、先端が四角い形をしているもので、光の明るさを感知する。錐体細胞よりも圧倒的に数が多く、網膜の周辺に多く配置されている。感度が高い。

錐体細胞
網膜にある視細胞のうち、先端がとがった形をしたもので、色を感知する。網膜の中心窩に集まっている。感知する光の波長が異なる赤錐体、緑錐体、青錐体の３種類がある。

 キーワード

視神経と視交叉
視神経は第Ⅱ脳神経で、中脳の前で交叉している。左右の眼球で感知した情報の一部がここで交叉し、左右の大脳半球の後頭部にある視覚野に送られる。

 Athletics Column

スポーツビジョン（スポーツ視覚学）という分野

　スポーツビジョンは、視覚がスポーツパフォーマンスにどんな影響を与えるのかを研究・実践する分野です。スポーツに近視の矯正はどの程度必要か、利き目とスポーツの関係、ウエアはどんな色が良いのかといったことも研究テーマになっています。

眼球の構造

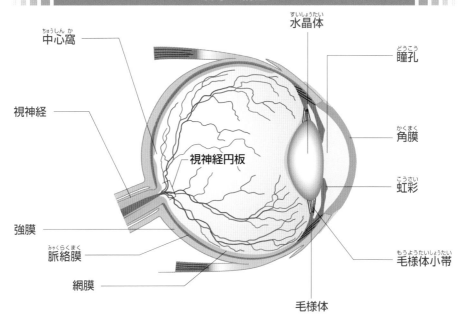

中心窩（ちゅうしんか）

視神経

視神経円板

強膜

脈絡膜（みゃくらくまく）

網膜

水晶体（すいしょうたい）

瞳孔（どうこう）

角膜（かくまく）

虹彩（こうさい）

毛様体小帯（もうようたいしょうたい）

毛様体

感覚器

【視細胞と情報の伝達】

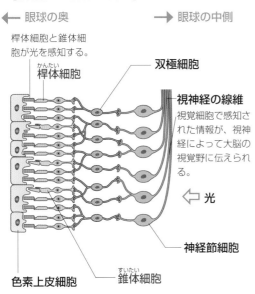

← 眼球の奥　　→ 眼球の中側

桿体細胞と錐体細胞が光を感知する。

桿体細胞（かんたい）

双極細胞

視神経の線維

視覚細胞で感知された情報が、視神経によって大脳の視覚野に伝えられる。

⇦ 光

神経節細胞

色素上皮細胞　　錐体細胞（すいたい）

視交叉

左右の眼球とも、網膜の耳側（外側）で感知した情報は同側の視覚野へ送られる。網膜の鼻側（内側）で感知した情報は視交叉で交叉して、反対側の視覚野に送られる。そして大脳でそれらの情報が統合されて、全体が見えたと認識する。

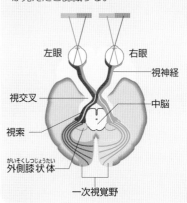

左眼　　右眼

視神経

視交叉

中脳

視索

外側膝状体（がいそくしつじょうたい）

一次視覚野

聴覚

感覚器

感覚器

- ●外耳道と鼓膜、中耳の耳小骨が、音の振動を内耳に伝える。
- ●内耳の蝸牛の中にあるコルチ器が音の振動を感知する。
- ●感知した音の情報は、蝸牛神経によって大脳に伝達される。

ポイント

音の振動を伝える外耳と中耳

　耳で音を感知する仕組みは、音を伝えるプロセスと音を感知するプロセスに分けることができます。

　音は、顔の両側に突き出ている**耳介**で集められ、**外耳道**を通ってその奥の**鼓膜**を振動させます。鼓膜の奥は**中耳**で、ここには**ツチ骨**、**キヌタ骨**、**アブミ骨**という**耳小骨**があります。これらの骨は、**鼓膜の振動を増幅**して**内耳**に伝えています。

音を感知する内耳

　中耳の奥が内耳で、内耳には、音を感知する**蝸牛**と、平衡感覚（P.102参照）を感知する**前庭**と**半規管**があります。これらは複雑な形をしているため**迷路**と呼ばれ、側頭骨の錐体内にあるトンネル状の**骨迷路**と、その中に収まっている**膜迷路**で構成されています。骨迷路と膜迷路の間は外リンパ液で、膜迷路の中は内リンパ液で満たされています。

　音は、かたつむりのような形の**蝸牛**で感知します。蝸牛の中は、**前庭階**、**中央階**、**鼓室階**に分かれています。前庭階と鼓室階は外リンパ液で満たされ、蝸牛の先端でつながっています。中央階は膜迷路の部分で蝸牛管といい、ここには**コルチ器**という装置が並んでいます。

　中耳のアブミ骨が前庭階の外リンパ液を振動させると、これが中央階の内リンパ液にも伝わります。中央階のコルチ器には**外有毛細胞**と**内有毛細胞**があり、これらの細胞の感覚毛がリンパ液の振動を感知します。そして感知した音の情報は、蝸牛神経によって大脳の聴覚野に伝わります。

試験に出る語句

耳小骨
中耳にあり、音の振動を増幅する働きをする骨。ツチ骨、キヌタ骨、アブミ骨がある。人体最小の骨で、いずれも数mm程度の大きさである。

蝸牛
内耳にあり、かたつむりのような形をしている器官。蝸牛管の中にあるコルチ器が音の振動を感知する。場所によって感知する音の周波数が違う。

キーワード

骨迷路
側頭骨の錐体の中にあるトンネル。半規管、前庭、蝸牛が収まる複雑な形をつくっている。中には外リンパ液と膜迷路が入っている。

メモ

音の方向
耳は頭の両側についているので、両方の耳に入ってくる音の差を分析することによって、音源の方向を知ることができる。

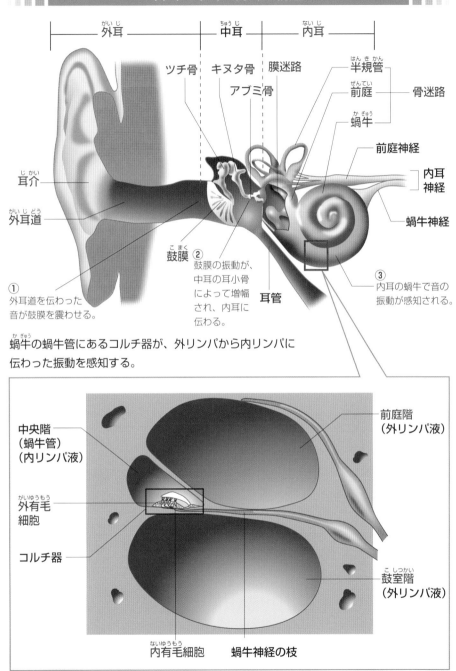

外耳（がいじ）　中耳（ちゅうじ）　内耳（ないじ）

ツチ骨　キヌタ骨　膜迷路

アブミ骨

半規管（はんきかん）

前庭（ぜんてい）　骨迷路

蝸牛（かぎゅう）

前庭神経

内耳神経

蝸牛神経

耳介（じかい）

外耳道（がいじどう）

鼓膜（こまく）

耳管

感覚器

① 外耳道を伝わった音が鼓膜を震わせる。

② 鼓膜の振動が、中耳の耳小骨によって増幅され、内耳に伝わる。

③ 内耳の蝸牛で音の振動が感知される。

蝸牛（かぎゅう）の蝸牛管にあるコルチ器が、外リンパから内リンパに伝わった振動を感知する。

中央階（蝸牛管）（内リンパ液）

前庭階（外リンパ液）

外有毛細胞（がいゆうもう）

コルチ器

鼓室階（こしつかい）（外リンパ液）

内有毛細胞（ないゆうもう）　蝸牛神経の枝

平衡感覚

- ●平衡感覚は、主に内耳の膨大部稜と平衡斑で感知する。
- ●膨大部稜は3つの半規管の根元にあり、回転運動を感知する。
- ●平衡斑は前庭の卵形嚢と球形嚢の中にあり、頭の傾きを感知する。

回転運動を感知する膨大部稜

　体の傾きや動きの加速度といった平衡感覚を感知するのは、内耳の**半規管**と**前庭**です。そのうち体の回転運動を感知するのが内耳の上方にある**ループ状**の半規管です。半規管は3つあるため**三半規管**とも呼ばれ、互いに**直交**して配置されています。

　半規管の根元の膨大部の中には、**膨大部稜**という装置があります。膨大部稜は、円錐形のゼリー状の**クプラ**と、その中に感覚毛を伸ばす**有毛細胞**で構成されています。頭が回転すると、半規管の中の内リンパ液に流れが生じ、それによってクプラが動きます。するとクプラの中の**感覚毛**も動き、その様子が感知されるのです。有毛細胞で感知した回転の情報は、前庭神経によって大脳に送られます。

頭の傾きを感知する平衡斑

　内耳の前庭にある**卵形嚢**と**球形嚢**の中には、**平衡斑**という装置があります。平衡斑は、ゼリー状の**平衡石膜**（平衡砂膜）と、その上に乗っている炭酸カルシウムの結晶でできた**耳石**（平衡砂）、さらに平衡石膜の中に感覚毛を伸ばす有毛細胞で構成されています。

　頭が傾くと、耳石の重さで平衡石膜が下方向に動き、平衡石膜の中の感覚毛が曲げられて、それが頭の傾きとして感知されるのです。そしてその情報は、前庭神経によって大脳に送られます。

　卵形嚢の平衡斑は水平面に、球形嚢の平衡斑は矢状断面にあり、それぞれ違う方向の傾きを感知しています。

半規管（三半規管）
内耳にある3つのループ状の構造。根元の膨大部に、体の回転を感知する膨大部稜がある。3つのループは互いに直交しており、それぞれ違う方向の回転運動を感知している。

平衡斑
内耳の前庭の卵形嚢と球形嚢の中にある、頭の傾きを感知する装置。卵形嚢の平衡斑は水平面に、球形嚢の平衡斑は矢状断面にある。

前庭神経
平衡感覚を感知する膨大部稜と平衡斑の有毛細胞からの情報を伝える求心性神経が集まったもの。第Ⅷ脳神経の内耳神経として橋（きょう）から大脳に入る。

平衡感覚
平衡感覚には、内耳からの情報のほか、視覚や体の位置覚や運動覚などの深部感覚も関与している。

膜迷路の構造

内耳の半規管の根元にある膨大部稜（ぼうだいぶりょう）と、卵形嚢（らんけいのう）、球形嚢（きゅうけいのう）にある平衡斑が平衡感覚を感知する。

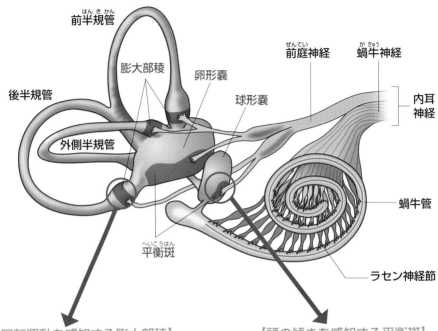

前半規管（はんきかん）

膨大部稜　卵形嚢

後半規管

外側半規管

球形嚢

前庭神経（ぜんてい）　蝸牛神経（かぎゅう）

内耳神経

蝸牛管

平衡斑（へいこうはん）

ラセン神経節

感覚器

【回転運動を感知する膨大部稜】

頭が回転すると、半規管の中の内リンパ液が動く。それに伴ってゼリー状のクプラが揺れるのを、有毛細胞が感知する。

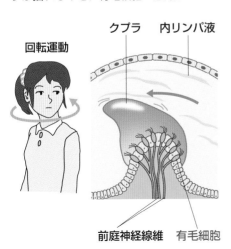

回転運動

クプラ　内リンパ液

前庭神経線維　有毛細胞

【頭の傾きを感知する平衡斑】

頭を傾けると平衡石膜が耳石の重さで動く。その動きを有毛細胞が感知する。

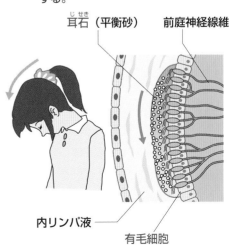

耳石（じせき）（平衡砂）　前庭神経線維

内リンパ液

有毛細胞

103

味覚

●味覚には塩味、甘味、酸味、苦味、旨味がある。
●味覚を感知する味蕾は、舌の茸状・有郭・葉状乳頭にある。
●「味」は、味覚、温度、香りなどの情報が統合されたものである。

舌表面の舌乳頭と味蕾

　味覚の感覚器は舌ですが、その表面には大小の舌乳頭（ぜつにゅうとう）がぎっしり並んでいます。舌乳頭には、全面に広がる細かい突起の糸状乳頭、その中に点在する茸状乳頭、舌体の奥にV字型に並ぶ大きな有郭乳頭（ゆうかく）、舌の側面にある葉状乳頭（ようじょう）があります。

　糸状乳頭以外の乳頭には、その突起部や溝の中に、味を感知する装置の味蕾（みらい）があります。舌全体には5000～10000個の味蕾があるといわれています。味蕾は舌だけでなく、上顎（じょうかく）や咽頭（いんとう）などの粘膜にも点在しています。

味蕾の構造と味覚を感知する仕組み

　味蕾は文字通り、つぼみのような形をしており、丸い空洞に50～100個の味細胞と、支持細胞が入った構造をしています。表面の方には味孔（みこう）と呼ばれるくぼみがあり、ここに味細胞の味覚毛が伸びています。唾液に混ざった味の分子が味孔に入ると、それを味覚毛が感知します。1つの味細胞は、塩味、甘味、酸味、苦味、旨味（うま）のどれかを感知します。舌の前方で感知した情報は鼓索神経（こさく）から第VII脳神経の顔面神経によって、舌の奥の方で感知した情報は第IX脳神経の舌咽神経（ぜついん）によって大脳に伝えられます。

　私たちが感じる「味」は、5種類の味覚だけでなく、食感や温度も深く関係しています。また辛味は痛みの感覚です。これらは舌にある体性感覚の受容器で感知されています。香りも重要な要素で、これらの情報が大脳で統合されて初めて「味」として感じられるのです。

味蕾
味覚を感知する装置。舌乳頭にあり、中に味細胞が詰まっている。舌だけでなく口腔内の粘膜にも点在する。

味細胞
1つの味細胞は、塩味、甘味、酸味、苦味、旨味のどれかを感知するため、味細胞には5つの種類がある。味細胞の寿命は10日程度とされる。

舌乳頭
舌の表面を覆う大小の突起。糸状乳頭、茸状乳頭、有郭乳頭、葉状乳頭がある。糸状乳頭には味蕾はない。

味は香り
鼻をつまむと味が分からなくなる。これは私たちが感じている「味」が5つの味覚だけで構成されるものではないことや、むしろ香りの情報が重要であることを示している。

舌の構造と味蕾

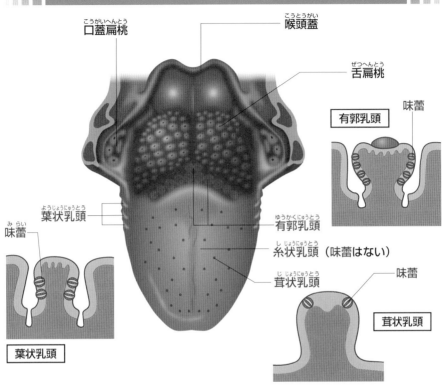

口蓋扁桃（こうがいへんとう）

喉頭蓋（こうとうがい）

舌扁桃（ぜつへんとう）

有郭乳頭

味蕾

葉状乳頭（ようじょうにゅうとう）

味蕾（みらい）

有郭乳頭（ゆうかくにゅうとう）

糸状乳頭（ししじょうにゅうとう）（味蕾はない）

茸状乳頭（じじょうにゅうとう）

味蕾

葉状乳頭

茸状乳頭

味蕾の構造

唾液に混ざった味の成分が味孔（みこう）に入ると、味覚毛がそれを感知し、その情報を神経線維に伝達する。

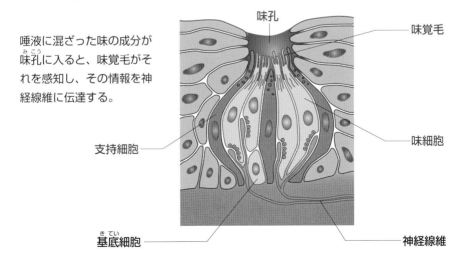

味孔

味覚毛

支持細胞

味細胞

基底細胞（きてい）

神経線維

循環とは―体循環と肺循環

ポイント
- ●循環の役割は、さまざまな物質を必要な場所に届けることである。
- ●循環は、全身を回る体循環と、肺を回る肺循環に分けられる。
- ●すべての血液は、体循環と肺循環を交互に流れる。

循環は体循環と肺循環に分けられる

　血液が循環器の中を絶えず流れていることを**循環**といいます。循環の役割は、**酸素**や**栄養**、**ホルモン**、**老廃物**などの物質を必要な場所やそれを処理する場所に送り届けることと、熱を全身に運んで体温を維持することです。

　循環器とは、循環の原動力となる心臓と、血液の通路となる血管のことです。血管には**動脈**、**毛細血管**、**静脈**があります。リンパ液が流れるリンパ系も循環器に含みます。

　血液の量は成人男性で約5ℓあり、1分間に心臓が送り出す血液量も約5ℓなので、単純計算では、すべての血液は1分間で体を1周することになります。

　循環は、その機能から2つに分けることができます。1つは、心臓の左心室（さしんしつ）を出て、全身に酸素などを届け、二酸化炭素などを集めて右心房（うしんぼう）に戻るルートで、これを**体循環**（大循環）といいます。もう1つは、心臓の右心室を出て、肺で酸素を取り込み二酸化炭素を排出して左心房に戻るルートで、**肺循環**（小循環）といいます。血液は、体循環と肺循環を必ず交互に流れることになります。

血液の配分

　平常時には、体循環の13～15%程度の血液が脳に配分されています。心臓の冠状動脈には4～5%、肝臓と消化管に20～25%、腎臓に約20%、骨格筋に15～20%、皮膚や生殖器などのその他の部位に10～15%程度が配分されます。一方、肺循環では右心室から出た血液の100%が肺に流れています。

試験に出る語句

体循環
全身に酸素や栄養を送り、二酸化炭素や老廃物を回収するための循環。左心室から出て全身を回り、右心房に戻る。

肺循環
肺で酸素を取り込み、二酸化炭素を排出するための循環。右心室から出て肺を回り、左心房に戻る。

キーワード

リンパ系（P.124 参照）
リンパ系は、末梢の毛細血管から組織に染み出した組織液の一部を集めて胸の静脈に戻る、復路だけの循環である。

メモ

血液1周の時間
単純計算では、血液は1分間で全身を1周することになるが、流れた場所によって、右心房に戻るまでにかかる時間は変わる。例えば頭部を回った血液は、足先まで回った血液よりも早く右心房に戻ってくることになる。

体循環は、心臓の左心室を出て全身に酸素を届け、二酸化炭素などを集めて右心房に戻る。
肺循環は、心臓の右心室を出て、肺で酸素を取り込み、二酸化炭素を出して左心房に戻る。

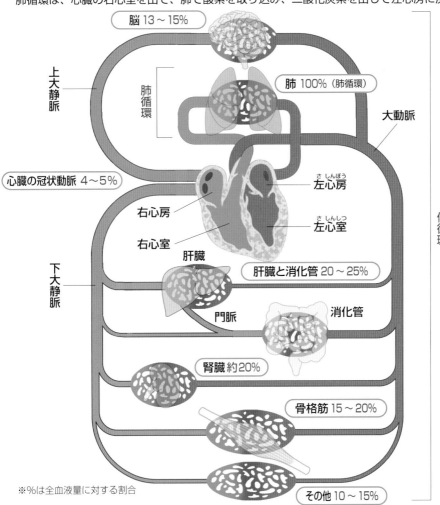

脳 13～15%

上大静脈

肺循環

肺 100%（肺循環）

大動脈

心臓の冠状動脈 4～5%

左心房

右心房

左心室

右心室

肝臓

下大静脈

肝臓と消化管 20～25%

門脈

消化管

腎臓 約20%

骨格筋 15～20%

その他 10～15%

※%は全血液量に対する割合

体循環

循環器

Athletics Column

運動時の血液の流れ

　運動時には、骨格筋に大量の血液を送るため、心拍数が増加して心拍出量が増えるだけでなく、全身への血液の配分も骨格筋に集中します。自律神経系の交感神経による作用で骨格筋の血管が拡張し、体循環の80%もの血液が骨格筋に配分される一方で、消化器などへの配分は3～5％程度となり、大きく減少します。

心臓の構造と冠状動脈

循環器

ポイント
- 心臓の壁は、絶えず収縮と弛緩を繰り返す心筋でできている。
- 心臓がつくり出す血流は、弁膜によって一方向に保たれる。
- 心筋に酸素や栄養を送るのは冠状動脈である。

一方向への血流を生み出す心筋と心臓弁膜

　心臓は、循環に絶え間ない流れを起こすポンプです。一生、収縮と拡張を繰り返し、休むことはありません。

　心臓の壁は**心筋**でできています。心筋は筋肉の一種で、意思でコントロールできない**不随意筋**に分類されますが、顕微鏡で見ると横縞が見え、消化管などにある不随意筋の**平滑筋**とは違っています。心筋を構成する心筋細胞は、自らリズミカルに収縮する特別な性質を持っています。

　心臓がつくり出す血流は常に一方向で、逆流することはありません。それは心臓にある弁膜の働きによるものです。心臓の弁膜には、左右の心房と心室の間にある**房室弁**（右：**三尖弁**、左：**僧帽弁**）と、右心室の出口にある**肺動脈弁**、左心室の出口にある**大動脈弁**があります。房室弁は、心室の中の**乳頭筋**に**腱索**でつながって引っ張られているため、心室が収縮しても心房側に反転することはありません。肺動脈弁と大動脈弁は3枚の半月弁がポケットのようになっており、心室が拡張すると、ポケット部分に血液が入って膨らみ、その力でぴったりと閉じるようになっています。

心筋に酸素と栄養を運ぶ冠状動脈

　心臓は、心臓の中を大量に流れる血液から酸素や栄養を取り込むことはできません。心筋に酸素などを送るのは**冠状動脈**です。冠状動脈は、大動脈の基部から左右に2本出ており、分岐して心臓全体に枝を伸ばしています。心筋に酸素などを渡した後の血液は、静脈となって心臓全体から合流し、**冠状静脈洞**に集まって右心房に入ります。

試験に出る語句

房室弁
左右の心房と心室の間にある弁膜の総称。右が三尖弁、左が僧帽弁。三尖弁は、3つの弁の尖った部分を突き合わせた形という意味で、僧帽弁はカトリックの僧がかぶるものに形が似ていることが名称の由来。

冠状動脈
心臓の心筋に酸素や栄養を送る動脈のこと。動脈硬化などで詰まると、その先に血液が届かなくなり、心筋が壊死する心筋梗塞が起こる。

キーワード

冠状静脈洞
心筋全体に血液を送った後の血液が集まる静脈で、心臓の後ろ側を通って右心房に血液を戻す。一部はこの静脈洞に入らずに、心房に戻る静脈もある。

メモ

冠状動脈と血液
大動脈の基部から出る冠状動脈には、左心室の収縮時には血液が入っていかない。左心室が拡張に転じ、大動脈弁のポケットに血液が充満したときに、その圧力で冠状動脈に血液が入っていく。

心臓の内部と弁膜

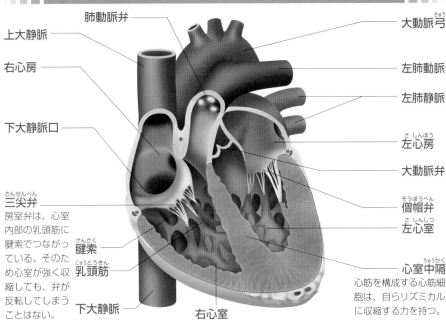

肺動脈弁

上大静脈

右心房

下大静脈口

三尖弁
（さんせんべん）
房室弁は、心室
内部の乳頭筋に
腱索でつながっ
ている。そのた
め心室が強く収
縮しても、弁が
反転してしまう
ことはない。

腱索
（けんさく）

乳頭筋
（にゅうとうきん）

下大静脈

大動脈弓
（きゅう）

左肺動脈

左肺静脈

左心房
（さ しんぼう）

大動脈弁

僧帽弁
（そうぼうべん）

左心室
（さ しんしつ）

心室中隔
（ちゅうかく）
心筋を構成する心筋細
胞は、自らリズミカル
に収縮する力を持つ。

右心室

心臓の外観と冠状動脈

心筋に酸素などを供
給する冠状動脈は、
大動脈基部から左右
に2本出ており、左
冠状動脈は前室間枝
と回旋枝に分かれて
いる。

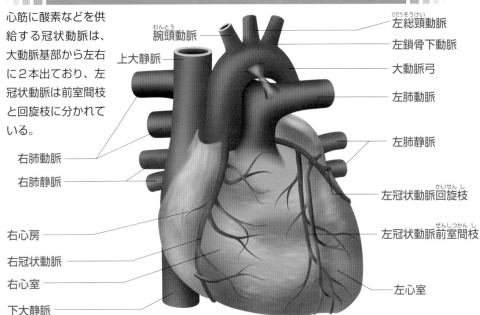

腕頭動脈
（わんとう）

上大静脈

右肺動脈

右肺静脈

右心房

右冠状動脈

右心室

下大静脈

左総頸動脈
（ひだりそうけい）

左鎖骨下動脈

大動脈弓

左肺動脈

左肺静脈

左冠状動脈回旋枝
（かいせん し）

左冠状動脈前室間枝
（ぜんしつかん し）

左心室

循環器

心臓の刺激伝導系と心電図

ポイント

●刺激伝導系は、電気的刺激によって心臓を規則正しく収縮させる。
●心臓の収縮の歩調を取っているのは洞房結節である。
●心電図は、心筋に生じる活動電位をモニターしたものである。

刺激伝導系の働きと心臓の収縮

　何もしないでおくと個々に勝手な収縮を繰り返すだけの心筋細胞を、心臓全体として秩序正しく動かしているのは、**刺激伝導系**と呼ばれるシステムです。刺激伝導系は心筋を刺激するための電気的刺激を発し、それを心臓全体に伝達しています。刺激伝導系は神経の組織ではなく、特殊な**心筋線維**でできています。

＜電気的刺激の伝達と心臓の収縮の仕組み＞

　刺激伝導系は、以下のようにして心臓に収縮を起こしています。

①右心房にある洞房結節（とうぼうけっせつ）から電気的刺激が発せられる。

②電気的刺激が心房全体に波のように広がり、心房全体が収縮、心房から心室（しんしつ）へ血液が送り出される。

③心房に広がった電気的刺激の一部が、心房と心室の境目辺りにある房室結節（ぼうしつけっせつ）に届く。

④房室結節に届いた電気的刺激が、**ヒス束（そく）、右脚（うきゃく）と左脚（さきゃく）**、さらに**プルキンエ線維**によって心室全体に一気に広がり、心室全体が刺激されて強く収縮する。血液が心室から動脈に送り出される。

刺激伝導系の働きを表す心電図

　心電図は、刺激伝導系の働きによって心筋に生じる興奮（活動電位）の様子をモニターしたものです。心電図の P 波は心房が収縮する様子を、QRS 波は心室全体が強く収縮する様子を、T 波は心室全体の興奮が元に戻る様子を、U 波はその興奮が元に戻った様子を示しています。

試験に出る語句

刺激伝導系
心筋に収縮のための電気的刺激を伝達するシステム。特殊な心筋線維でできている。洞房結節、房室結節、ヒス束、右脚・左脚、プルキンエ線維からなる。

洞房結節
刺激伝導系で電気的刺激を発する場所。右心房にある。1分間に 60 ～ 80 回のリズムで電気的刺激を発する（洞調律）。

キーワード

心電図
心電図の波形は、心臓の収縮のリズムだけでなく、心筋が収縮・拡張する様子を反映する。通常は、胸に6個と両手足に電極をつける 12 誘導（右足のアースを除く9個の各電極の波形と、両手と左足の電極間の電位差3つで計12の波形）で測定する。

メモ

刺激を伝える電線
洞房結節から房室結節までは電気的刺激を伝える"電線"がないため、心房への伝達と心房の収縮は緩やかである。それに対して房室結節から先は"電線"がつながっているため、刺激の伝達速度は速く、心室の収縮も速く強い。

110

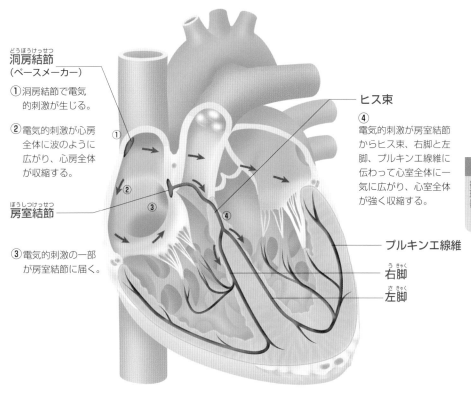

洞房結節
（ペースメーカー）

① 洞房結節で電気
　的刺激が生じる。

② 電気的刺激が心房
　全体に波のように
　広がり、心房全体
　が収縮する。

房室結節

③ 電気的刺激の一部
　が房室結節に届く。

ヒス束

④
電気的刺激が房室結節
からヒス束、右脚と左
脚、プルキンエ線維に
伝わって心室全体に一
気に広がり、心室全体
が強く収縮する。

プルキンエ線維

右脚

左脚

循環器

正常心電図

心電図は刺激伝導系の刺激によって心筋に生じる興奮をモニターしたもので、正常では1回の収縮で下図のような波形を示す。

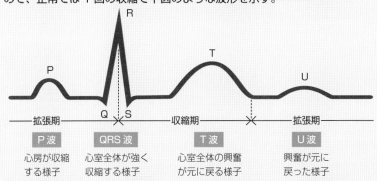

P波	QRS波	T波	U波
心房が収縮する様子	心室全体が強く収縮する様子	心室全体の興奮が元に戻る様子	興奮が元に戻った様子

111

心周期

ポイント

- ●心臓が1回収縮して拡張するまでの変化を心周期という。
- ●心周期は、心房収縮期、等容性収縮期、駆出期、等容性弛緩期、充満期の5期に分けることができる。

心臓の周期は5期に分けられる

　心臓が1回収縮し、拡張するまでの変化を心周期といい、5期に分けることができます。

＜心周期の各期と心臓の動き＞

　心周期の各期の特徴は以下の通りです。

①心房収縮期
・洞房結節からの電気的刺激により心房が収縮する。
・左右の房室弁が開き、血液が心房から心室に送られる。
・心房・心室ともに圧力がやや上昇する。

②等容性収縮期
・電気的刺激が房室結節に届いて心室に広がり、心室全体が興奮して収縮を開始する。
・肺・大動脈弁はまだ閉じており、血流はない。
・心室の圧力が一気に高まる。

③駆出期
・心室がさらに収縮し、肺・大動脈弁が開き、血液が肺動脈・大動脈に送り出される。
・房室弁が閉じる。これが心音の第1音である。
・心室の圧力は最大になり、後半は低下し始める。

④等容性弛緩期
・心室が弛緩する。肺・大動脈弁が閉じ、心音の第2音が生じる。すべての弁が閉じており、血流はない。
・心室圧は一気に低下する。

⑤充満期
・心房と心室が拡張し、心房に血液が流入する。房室弁が少し開き、心室へも血液が流れ込み始める。

 試験に出る語句

心周期
心臓が1回収縮と拡張を行なうまでの変化のこと。弁膜の開閉や血液の流れの特徴から、心房収縮期、等容性収縮期、駆出期、等容性弛緩期、充満期の5期に分けられる。

心音
主に弁膜が閉じる音。第1音は房室弁が閉じる音、第2音は肺・大動脈弁が閉じる音、小さく聞こえる第3音は心房から心室に血液が流れ込む音である。

 キーワード

等容性
容量に変化がないという意味。等容性収縮期は、心室が収縮を始めているが弁膜はすべて閉じて、心室の容量は変わらない。等容性弛緩期も同様に、心室が徐々に弛緩するが、弁膜が閉じているため血流がなく、心室の容量は変化しない。

 メモ

心雑音
正常の心音以外が聞こえるものを心雑音という。弁膜の閉鎖不全や狭窄（きょうさく）によって、血流に逆流や渦ができて生じる音である。

心周期各期の心内圧と心音

心房が収縮を開始してから心室が収縮し拡張するまでの心周期の間に、心電図や心臓各部の内圧などは下図のように変化している。

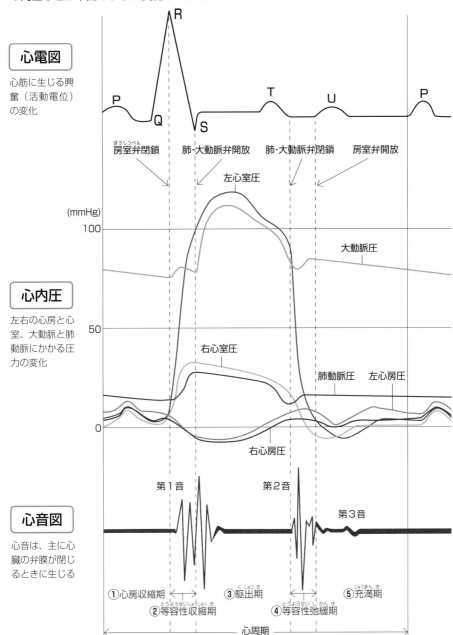

心電図

心筋に生じる興奮（活動電位）の変化

心内圧

左右の心房と心室、大動脈と肺動脈にかかる圧力の変化

心音図

心音は、主に心臓の弁膜が閉じるときに生じる

循環器

房室弁閉鎖　肺・大動脈弁開放　肺・大動脈弁閉鎖　房室弁開放

左心室圧

(mmHg)
100

大動脈圧

右心室圧

50

肺動脈圧　左心房圧

0

右心房圧

第1音　第2音　第3音

①心房収縮期
②等容性収縮期
③駆出期
④等容性弛緩期
⑤充満期

心周期

113

心拍数─心拍出量とその調整

●成人の正常心拍数は 60 ~ 80 回／分、心拍出量は約 5 ℓ ／分である。
●心拍数や心拍出量などは自律神経系などによって調節される。
●循環血液量や静脈還流量も心拍出量を変化させる。

正常な心拍数と心拍出量とは

成人の安静時心拍数は 60 ~ 80 回／分です。心拍数は、小児で多く、高齢者では少なくなります。100 回／分以上を頻脈、50 回／分未満を徐脈(じょみゃく)といいます。

心臓が 1 回の収縮で送り出す血液の量 = 1 回拍出量(はくしゅつりょう)は約 70mℓ です。心拍数が平均で 70 回／分とすると、1 分間に送り出す血液の量 = 心拍出量は、70mℓ × 70＝4900mℓ ≒ 約 5 ℓ になります。心拍出量は、心拍数と 1 回拍出量（心臓の収縮力）によって増減します。

心拍数と心拍出量の調整

心臓の働きは自律神経系（P.76 参照）によって調整されています。交感神経は心拍数や心臓の収縮力などを亢進させ、副交感神経はそれらを抑制します。交感神経と副交感神経はいずれも絶えず活動していますが、平常時は副交感神経の働きの方が優位です。そこに食事や運動、精神的な興奮やストレスなどがあると、交感神経が興奮し、心臓の働きを促進します。

また大動脈弓(だいどうみゃくきゅう)と頸動脈洞(けいどうみゃくどう)にある圧受容器(あつじゅようき)（P.94 参照）が血圧の変化を感知すると、その情報が延髄(えんずい)に送られ、主に交感神経の働きを調整します。交感神経は、血圧が低下すると興奮し、血圧が上昇すると抑制されます。

循環血液量や静脈から心臓に戻る血液量（静脈還流量(じょうみゃくかんりゅうりょう)）の変化も、心拍出量を変化させます。運動をして骨格筋のポンプ作用で静脈還流量が増えると心拍出量が増加し、出血によって循環血液量が減ると心拍出量が減少します。

		脈拍数（回 / 分）
成人	正常	60 ～ 80
	頻脈	≧ 100
	徐脈	< 50
小児	新生児	120 ～ 140
	乳児	120 ～ 130
	幼児	100 ～ 110
	学童	80 ～ 90

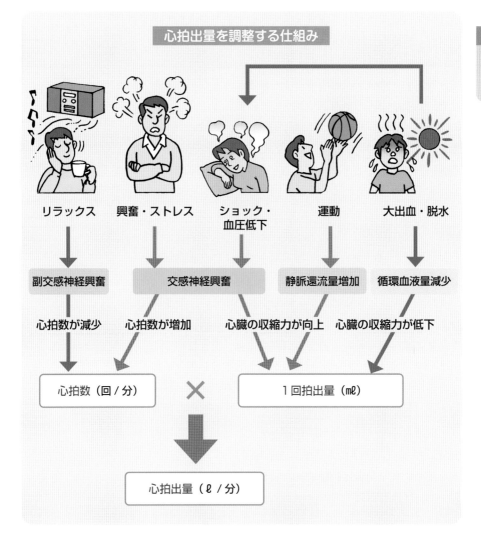

心拍出量を調整する仕組み

循環器

リラックス　興奮・ストレス　ショック・血圧低下　運動　大出血・脱水

副交感神経興奮　　交感神経興奮　　静脈還流量増加　循環血液量減少

心拍数が減少　心拍数が増加　心臓の収縮力が向上　心臓の収縮力が低下

心拍数（回 / 分）　×　1回拍出量（mℓ）

心拍出量（ℓ / 分）

115

動脈と血流

●動脈とは心臓から血液が出る方向に走る血管のことである。
●動脈には脈拍があり、頸動脈や橈骨動脈などで触知できる。
●動脈は分岐して細動脈となり、毛細血管につながる。

動脈壁は平滑筋が厚く弾力性に富む

　動脈とは、心臓から血液が出る方向に走る血管のことです。動脈には原則として酸素を多く含む動脈血が流れていますが、肺動脈には酸素が少ない静脈血が流れています。

　動脈には、心室の収縮によって一気に血液が送り込まれてきます。それを受け止めるだけの強さと弾力性が必要なため、動脈は中膜の平滑筋層が厚くなっています。また心臓の収縮と拡張のリズムは、動脈に脈拍として伝わります。動脈の多くは体の深部を走っているため、ほとんどの場所で脈拍を触知することはできませんが、総頸動脈や橈骨動脈など、やや浅いところを走る動脈では触知できます。

動脈の走行の特徴

　最も太い動脈は大動脈で、直径は約3cmです。動脈は分岐しながら全身に広がるにつれて細くなり、直径が0.3～0.01mm程度になったものを細動脈といいます。細動脈の先は毛細血管（P.118参照）につながります。

　動脈には、近くの動脈同士をつなぐ吻合があります。吻合はバイパスになるため、どこかが詰まってもその先への血流が保たれます。一方、吻合がない動脈を終動脈といいます。ヒトの場合、どの動脈にもごく細い動脈の吻合があり、厳密な意味での終動脈は存在しません。しかし細い動脈ではバイパスの機能を十分に果たせないことがあります。そのような動脈は機能的終動脈と呼ばれ、冠状動脈や脳、肺、肝臓などにあります。

 試験に出る語句

細動脈
分岐して細くなった動脈で、一般に直径が0.3～0.01mm程度になったもの。その先は毛細血管につながる。

吻合
動脈と動脈をつなぐバイパス。吻合があれば、どこかが詰まってもその先への血流が保たれる。

 キーワード

機能的終動脈
終動脈とは吻合のない動脈のこと。木の枝のように伸びているため、どこかが詰まると先への血流が断たれ、壊死を起こす。人体には、厳密な意味での終動脈はないが、吻合が細すぎてバイパスの機能を果たせない機能的終動脈がある。

 メモ

動静脈吻合
動脈と静脈の間に毛細血管があるのが普通だが、人体には動脈と静脈が直接つながる動静脈吻合がある。動静脈吻合は、指先や陰茎海綿体などにある。

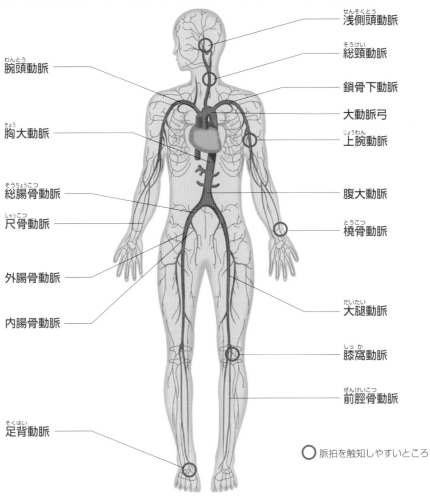

浅側頭動脈
（せんそくとう）

総頸動脈
（そうけい）

腕頭動脈
（わんとう）

鎖骨下動脈

大動脈弓

胸大動脈
（きょう）

上腕動脈
（じょうわん）

総腸骨動脈
（そうちょうこつ）

腹大動脈

尺骨動脈
（しゃっこつ）

橈骨動脈
（とうこつ）

外腸骨動脈

内腸骨動脈

大腿動脈
（だいたい）

膝窩動脈
（しっか）

前脛骨動脈
（ぜんけいこつ）

足背動脈
（そくはい）

⭕ 脈拍を触知しやすいところ

循環器

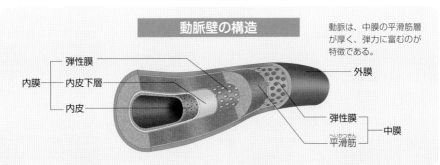

動脈壁の構造

動脈は、中膜の平滑筋層が厚く、弾力に富むのが特徴である。

内膜 ── 弾性膜
内膜 ── 内皮下層
内膜 ── 内皮

外膜

弾性膜
平滑筋（へいかつきん） ── 中膜

117

毛細血管の働き

- ●毛細血管は細動脈に続く極細の血管で、組織で網状の構造をつくる。
- ●毛細血管を流れる血液と組織の細胞の間で物質交換が行なわれる。
- ●血管壁を通る物質に合わせて、壁に穴が開いているものがある。

組織との間で物質交換を行なう毛細血管網

　毛細血管は細動脈に続く血管で、全身の組織で網状の構造をつくって広がっています。直径は 5 ～ 10μm ほどで、血管壁には内皮細胞が 1 層に並び、動脈や静脈のような平滑筋はありません。

　全身の毛細血管の断面積を合計すると、3000cm² にもなります。毛細血管の血流速度は極めて遅く、秒速 0.5 ～ 1mm 程度です。毛細血管をゆっくりと流れる血液と組織の細胞との間で、酸素や栄養、ホルモンや老廃物などが交換されているのです。

　細動脈が毛細血管に移行する部分には、前毛細血管括約筋がついていて、毛細血管網への血流を調節しています。例えば運動をして血中の二酸化炭素や乳酸が増加すると、括約筋が緩んで毛細血管網への血流が増加します。

毛細血管の種類

　毛細血管にはいくつかの種類があります。

　連続型毛細血管は、内皮細胞がタイル状に並んでいて、細胞同士のすき間が狭い血管です。脳や肺、骨格筋にあり、酸素や水、ブドウ糖など、限られたものしか壁を通れません。内皮細胞のあちこちに小さな穴が集まって開いているものを有窓性毛細血管といいます。これは尿をつくる糸球体にあり、血液から原尿を濾し出すのに適しています。通常のものより太く、壁全体に大小の穴があるものを洞様毛細血管といいます。これは肝臓や内分泌腺、骨髄などに見られ、血球さえも壁の穴を通過できます。

細動脈−毛細血管−細静脈のつながり

細動脈から毛細血管に移行する部分には前毛細血管括約
筋があり、毛細血管網への血流を調節している。

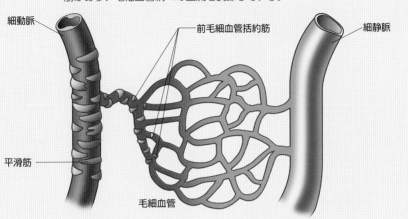

細動脈

前毛細血管括約筋

細静脈

平滑筋

毛細血管

毛細血管の種類

連続型毛細血管
内皮細胞が1層に並んで
いる。内皮細胞同士のすき
間は狭く、分子の小さい物
質しか壁を通過できない。

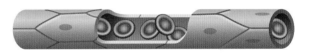

有窓性毛細血管
内皮細胞に小さい穴がた
くさん開いている毛細血
管。腎臓の糸球体にあり、
血液から原尿（液体）を
濾（こ）し出すのに役立っ
ている。

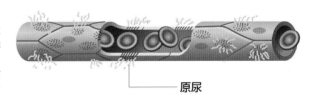

原尿

洞様毛細血管
やや太い毛細血管で、血管
壁に赤血球が通れるほど
の大きな穴が開いている。
肝臓や内分泌腺、骨髄（こ
つずい）などにある。

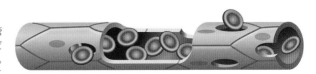

119

静脈の還流の仕組み

- ●静脈とは心臓に戻る方向に走る血管のことである。
- ●動脈と並走する静脈と、皮下を大きな網の目状に走る皮静脈がある。
- ●静脈の還流は、静脈弁と骨格筋が助けている。

動脈と並走する静脈と皮下を走る静脈

　毛細血管を出て、心臓に戻る方向に走る血管が**静脈**です。静脈は、全身の末梢から徐々に集まって太くなり、**上大静脈**または**下大静脈**になって**右心房**に戻ります。また肺循環でガス交換を行なった血液を心臓に戻す**肺静脈**は左心房に入ります。つまり、通常の静脈には酸素が少なく二酸化炭素が多い**静脈血**が流れていますが、**肺静脈**だけは**動脈血**が流れています。

　大半の静脈は動脈と並走していますが、血液の流れは逆方向です。静脈には全身の皮下を大きな網の目をつくって走るものがあり、これを**皮静脈**といいます。

静脈の流れは弁と骨格筋がつくる

　毛細血管を経た後の静脈には、心臓の収縮がつくり出す拍動や勢いは届きません。静脈は動脈よりも壁の**平滑筋**が薄く、弾力も強くはありません。

　静脈内の血液は、上半身からのものは重力の助けを借りて、ほかの部位では後ろから押されるようにして流れています。しかしそれだけではスムーズに心臓に還流することができません。そこで特に下肢の静脈の内壁には、血液が逆流しないようにするための**静脈弁**がついています。静脈弁は上肢にもありますが、内臓にはありません。

　四肢の静脈の血流は、骨格筋が生み出しています。静脈に接する骨格筋が収縮して太くなると静脈が圧迫され、骨格筋が弛緩すると静脈の圧迫が取れます。これが繰り返されることで静脈に流れが生じ、還流が促進されます。

試験に出る語句

皮静脈
大きな網の目をつくって皮下を走る静脈。血液検査で採血する肘の静脈は皮静脈である。皮静脈は、鼠径部（そけいぶ）と膝窩部（しっかぶ）で、深部を走る静脈とつながっている。

静脈弁
特に下肢の静脈の内壁に発達する弁で、血流が下方向に逆流するのを防ぐ。加齢などによって弁が壊れると、静脈圧が高くなり静脈がコブ状に膨れる静脈瘤（じょうみゃくりゅう）になる。

キーワード

静脈の還流
静脈によって心臓に血液が戻ること。静脈の還流量は心拍出量を左右する（P.114参照）。静脈の還流は、深い吸気によっても増加する。

メモ

第2の心臓
足が第2の心臓と呼ばれるのは、下肢の骨格筋の収縮が下肢からの静脈の還流を助けているからである。

全身の静脈

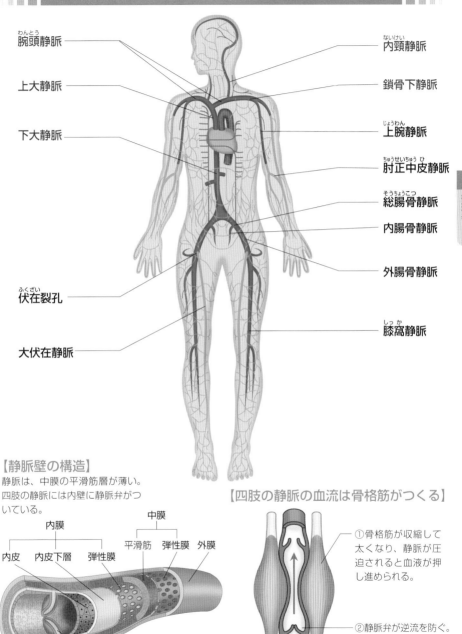

腕頭静脈（わんとう）

上大静脈

下大静脈

伏在裂孔（ふくざい）

大伏在静脈

内頸静脈（ないけい）

鎖骨下静脈

上腕静脈（じょうわん）

肘正中皮静脈（ちゅうせいちゅうひ）

総腸骨静脈（そうちょうこつ）

内腸骨静脈

外腸骨静脈

膝窩静脈（しっか）

循環器

【静脈壁の構造】

静脈は、中膜の平滑筋層が薄い。
四肢の静脈には内壁に静脈弁がついている。

内膜
　内皮　内皮下層　弾性膜

中膜
　平滑筋　弾性膜　外膜

静脈弁

【四肢の静脈の血流は骨格筋がつくる】

①骨格筋が収縮して太くなり、静脈が圧迫されると血液が押し進められる。

②静脈弁が逆流を防ぐ。

121

循環器

血圧とその調節

ポイント

- ●血圧とは血管にかかる圧力のこと。一般には動脈圧を指す。
- ●血圧は収縮期血圧と拡張期血圧の数値がセットになっている。
- ●血圧は、自律神経系や内分泌系によって調節されている。

血圧は動脈壁にかかる圧力のこと

血圧とは、血管の壁に**内側**からかかる圧力のことです。従ってどの血管にも血圧はありますが、一般的には太い動脈にかかる圧力を指します。特別な場合を除き、成人の場合、血圧は上腕動脈で測定します。

血圧の数値は、心臓が収縮して血液を動脈に押し出したときの**収縮期血圧**（最高血圧）と、心臓が拡張しているときの**拡張期血圧**（最低血圧）をセットで示します。日本人の血圧の基準値は右ページの表の通りです。

血圧の調節は主に自律神経系や内分泌系が担う

血圧は、**循環血液量と心臓の収縮力**（P.114 参照）と**末梢血管抵抗**で決まります。

血圧が変化すると、その様子が心房や大動脈、頸動脈にある**圧受容器**（P.94 参照）や腎臓などで感知され、それが自律神経系や内分泌系を刺激して調節が行なわれます。

例えば血圧が極端に下がってしまったときは、自律神経系の**交感神経**が、細動脈壁の平滑筋を収縮させて末梢血管抵抗を上げたり、静脈壁の平滑筋を収縮させて静脈の血液を心臓に戻し、動脈へ供給される循環血液量を増やすことによって血圧を上げます。下垂体後葉からは**バソプレシン**（P.212 参照）が分泌され、腎臓で Na^+ と水の再吸収を促し、循環血液量を増やして血圧を上げます。腎臓から分泌されるホルモンの**レニン**（P.208 参照）は、ほかのホルモンに作用して、動脈の収縮や循環血液量の増加に働き、結果的に血圧を上昇させます。

 試験に出る語句

血圧の基準値
日本では日本高血圧学会が基準値を示している。血圧は加齢、肥満、ストレスなどで上昇する。

末梢血管抵抗
主に細動脈の収縮や拡張によって生み出される抵抗のこと。

 キーワード

腎臓での再吸収
腎臓で尿がつくられるプロセスで、おおまかに濾（こ）し出された原尿が尿細管を通る間に、体に必要な物質を血管の方に再吸収する働き。

レニン
腎臓の血流量が減ると腎臓から分泌されるホルモン。レニンは肝臓から分泌されるアンジオテンシノーゲンに作用し、それがまた別の物質によって変化したアンジオテンシンⅡが、動脈の収縮などを起こして血圧を上昇させる（P.208 参照）。

 メモ

神経と収縮
交感神経によって大半の細動脈は収縮するが、骨格筋に分布する動脈は交感神経による作用が違い、拡張する。

血圧の基準値（日本高血圧学会）

分類	収縮期血圧		拡張期血圧
至適血圧	120 未満	かつ	80 未満
正常血圧	130 未満	かつ	85 未満
正常高値血圧	130 〜 139	または	85 〜 89
Ⅰ度高血圧	140 〜 159	または	90 〜 99
Ⅱ度高血圧	160 〜 179	または	100 〜 109
Ⅲ度高血圧	180 以上	または	110 以上
収縮期高血圧	140 以上	かつ	90 未満

単位は mmHg

血圧を左右する要素

血圧は循環血液量と心臓の収縮力（心拍出量）、末梢血管抵抗によって決まり、それらを左右する要素には下図のようなものがある。

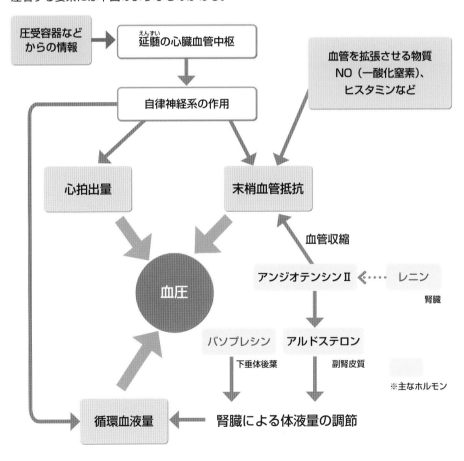

123

リンパ系の働き

ポイント

- ●リンパ管は、末梢から組織液を集め、心臓近くの静脈に合流する。
- ●リンパ管の所々には、免疫機能を持つリンパ節がある。
- ●リンパ節は、リンパ液をチェックし、異物や細菌などを排除する。

リンパ管は末梢から体液を回収する循環器

リンパ系はリンパ管とリンパ節で構成され、その中にはリンパ液が流れています。リンパ節は、流れてくるリンパ液をチェックして、異物や細菌などの侵入者を排除する免疫の働きを持っています。

リンパ系は、心臓に戻る復路だけの循環器です。リンパ液の源流は末梢の組織の細胞間を満たす組織液（間質液 P.128 参照）です。組織液は、毛細血管内から染み出した体液で、大半は静脈に回収されますが、一部がリンパ管に回収され、リンパ液となります。

リンパ管は全身の末梢から始まり、徐々に合流して太くなり、下半身と左上半身から集まったリンパ管は、左鎖骨下静脈の静脈角で静脈に合流します。右上半身から集まったリンパ管は、右鎖骨下静脈の静脈角に入ります。

リンパ節の構造と働き

リンパ管のところどころにはリンパ節がついています。リンパ節の大きさは 1 〜 25mm とまちまちで、頸部や鼠径部、腹部の内臓の周囲などに特にたくさんついています。

リンパ節の中は小さい部屋に分かれていて、各部屋には白血球（主にリンパ球）が詰まったリンパ小節があります。輸入リンパ管からリンパ節に入ったリンパ液は、リンパ小節の周りのリンパ洞をゆっくり流れます。そしてリンパ小節にあるリンパ球がリンパ液を調べて、異物や細菌などの外敵がいれば排除します。チェックが済んだリンパ液は、輸出リンパ管から出ていきます。

試験に出る語句

リンパ節
リンパ管の所々につく豆粒のような組織。大きさは 1 〜 25mm くらい。中にいるリンパ球などの白血球が、異物や細菌などを排除する免疫機能を果たす。

鎖骨下静脈の静脈角
リンパ管が合流する場所。鎖骨下静脈と内頸静脈が合流する部位。

キーワード

リンパ節が集まっている場所
頸部や鼠径部、腹部の内臓の周辺のほか、腋窩（えきか）、気管支の周囲などにもリンパ節が集まっている場所がある。

メモ

乳ビ槽
下半身から集まったリンパ管は、腹部で乳ビ槽に合流する。ここに入るリンパ液には小腸で吸収された脂質が混ざっているため、白く濁って見える（これを乳ビという）。乳ビ槽からは胸管が上行して静脈角に合流する。

リンパ管の弁
リンパ管の内壁には、静脈の内壁にあるような弁がついていて、リンパ液が逆流しないようになっている。

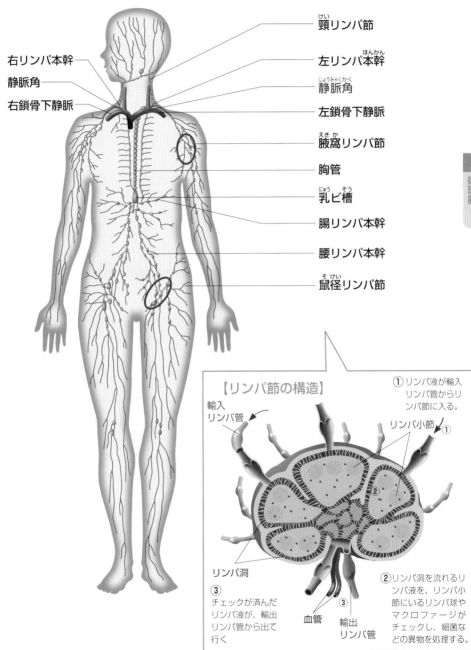

頸リンパ節

右リンパ本幹

静脈角

右鎖骨下静脈

左リンパ本幹

静脈角

左鎖骨下静脈

腋窩リンパ節

胸管

乳ビ槽

腸リンパ本幹

腰リンパ本幹

鼠径リンパ節

【リンパ節の構造】

輸入リンパ管

リンパ小節

① リンパ液が輸入リンパ管からリンパ節に入る。

②

リンパ洞

③ チェックが済んだリンパ液が、輸出リンパ管から出て行く

血管

輸出リンパ管

② リンパ洞を流れるリンパ液を、リンパ小節にいるリンパ球やマクロファージがチェックし、細菌などの異物を処理する。

循環器

125

循環器

胎児の血液循環

ポイント

●胎児は呼吸や栄養の取り込みなどを自身の体外にある胎盤で行なうため、特別な循環の仕組みを持っている。

●胎児と胎盤をつなぐ臍帯には、2本の臍動脈と1本の臍静脈がある。

肺でなく胎盤で呼吸する胎児の循環

　胎児は、酸素や栄養を胎盤を通して母親の血液から受け取っています。胎盤は胎児の体の外にあるため、循環の仕組みは生後のものとは大きく違っています。

<胎児循環の構造と血流>

　胎児循環の特徴とその意義は以下の通りです（右ページ参照）。

①胎盤への血流（①-1 臍動脈と①-2 臍静脈）がある

・左右の内腸骨動脈から分かれた臍動脈（2本）が、臍から出て胎盤に入る。

・胎盤で酸素や栄養を受け取った臍静脈（1本）が、臍から体内に入り、静脈管（アランチウス管）を通って下大静脈に合流する。ここには動脈血が流れる。

②心臓の心房中隔に穴（卵円孔）が開いている

・臍静脈によって体内に入った血液は右心房に入る。

・右心房に入った血液の一部は、心房中隔の穴（卵円孔）を通って左心房に入る。

③肺動脈と大動脈をつなぐ血管（動脈管）がある

・胎児は肺呼吸をしないため、肺への血流は必要なく、左右の肺動脈から肺に送られる血液は少ない。

・右心室から肺動脈に送り出された血液の多くは、肺動脈と大動脈の間をつなぐ動脈管（ボタロー管）というバイパスを通り、大動脈に送られる。

・大動脈内の血液には動脈血と静脈血が混ざっている。

 試験に出る語句

卵円孔

心房中隔にある穴。出生して動脈管が閉じると、肺への血流が増加し、それが戻る左心房の圧力が高まる。胎盤からの血液の戻りがなくなるため、右心房の圧力は下がる。この左右の心房の圧力差によって卵円孔が閉じる。

動脈管（ボタロー管）

肺動脈と大動脈弓をつなぐ血管。出生して第一呼吸が起こると、肺から放出される物質などの作用で動脈管の壁の平滑筋が収縮し、完全に閉じる。

 メモ

臍帯の血管

出生後数分で、酸素分圧の変化や温度の変化などによって臍帯の血管は閉鎖する。胎盤と新生児を分離するため、血流が止まる前後に臍帯は切断される。臍帯には神経はないので、切っても痛みは感じない。

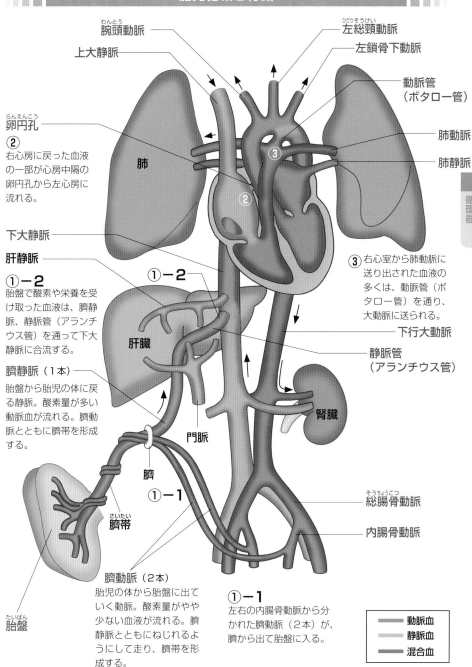

腕頭動脈

上大静脈

左総頸動脈

左鎖骨下動脈

動脈管
（ボタロー管）

肺動脈

肺静脈

循環器

卵円孔
② 右心房に戻った血液の一部が心房中隔の卵円孔から左心房に流れる。

肺

下大静脈

肝静脈

①-2
胎盤で酸素や栄養を受け取った血液は、臍静脈、静脈管（アランチウス管）を通って下大静脈に合流する。

臍静脈（1本）
胎盤から胎児の体に戻る静脈。酸素量が多い動脈血が流れる。臍動脈とともに臍帯を形成する。

①-2

肝臓

② ③

③ 右心室から肺動脈に送り出された血液の多くは、動脈管（ボタロー管）を通り、大動脈に送られる。

下行大動脈

静脈管
（アランチウス管）

腎臓

門脈

臍

①-1

総腸骨動脈

内腸骨動脈

臍帯

胎盤

臍動脈（2本）
胎児の体から胎盤に出ていく動脈。酸素量がやや少ない血液が流れる。臍静脈とともにねじれるようにして走り、臍帯を形成する。

①-1
左右の内腸骨動脈から分かれた臍動脈（2本）が、臍から出て胎盤に入る。

		動脈血
		静脈血
		混合血

127

体液
血液

体液の組成と水分出納

ポイント

- ●体重の約60%（成人男性）が水分で、これを体液という。
- ●体液は、3分の2の細胞内液と、残りの細胞外液に分けられる。
- ●体液量を維持するためには、腎臓の働きが重要である。

体重の約60%は水分

　ヒトの体内の水分を**体液**といいます。体液は、成人男性では体重のおよそ60%を占め、子どもでは70〜80%と多く、女性や高齢者では50〜55%程度と少なくなります。

　体液の3分の2は細胞の中にある**細胞内液**で、3分の1が**細胞外液**です。そして細胞外液の4分の1が**血漿**で、残りは血管の外にあり、**組織液（間質液）**や、結合組織や骨の中などの水分として存在しています。

　体液の大半は**水**で、ナトリウムやカリウム、塩素などが溶けてイオンとして含まれるほか、たんぱく質やブドウ糖などが溶け込んでいます。ただし細胞内液と細胞外液とでは組成が大きく違います。細胞内液には**カリウムイオン**が、細胞外液には**ナトリウムイオン**が多いのが特徴です。

体液量は維持されなければならない

　老廃物の一部を尿や便として捨てるとき、ある程度の水分が失われます。また呼気に含まれる水蒸気などによって常に一定量の水分が失われています（**不感蒸泄**）。さらに暑いときなどは汗が出て水分を失います。その一方で、飲食によって水分を補給するほか、代謝によって**代謝水**が生成され、体内の水分量が維持されています。

　体液が減少し過ぎると、生命の機能を維持できなくなります。そのため体液量は、常に一定に保たれるように調節されています。その働きを担っているのは、主に**腎臓**（P.200参照）です。

試験に出る語句

細胞内液
人体にある60兆個もあるとされる細胞の中にある水分。体液の3分の2を占める。カリウムイオンが多いのが特徴。

細胞外液
細胞の外にある水分。体液の3分の1を占める。血漿と組織液などに分類され、ナトリウムイオンの濃度が高いのが特徴。

キーワード

不感蒸泄
呼気に水蒸気として含まれる水分や、皮膚から自然に蒸発する水分のこと。呼吸が速くなったり、発熱すると水分の喪失量は多くなる。

代謝水
体内で栄養素を代謝してエネルギーを取り出すときに発生する水（P.190参照）。

メモ

水分を取る量と出す量
水分摂取量が多かったときは、腎臓が余分な水分を尿として排泄する。水分摂取量が少なく、喪失量が多かった場合は、腎臓で水分の再吸収を促進し、尿として捨てる水分を少なくする。また口渇感が生じて飲水が促される。

体内の組成

●成人男性の場合

グラフの数値は、全体重に占める割合。全体重の約60%が水分で、そのうち3分の2が細胞内液、それ以外が細胞外液である。さらに細胞外液の4分の1が血漿で、残りが組織液やその他の水分である。

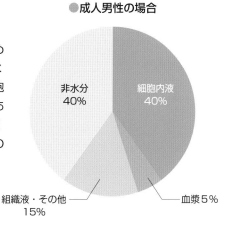

非水分
40%

細胞内液
40%

組織液・その他
15%

血漿5%

1日の水分出納

健康な状態であれば水分の出納は等しくなる。その調節は、主に腎臓での尿の生成量を増減させることによって行なわれる。

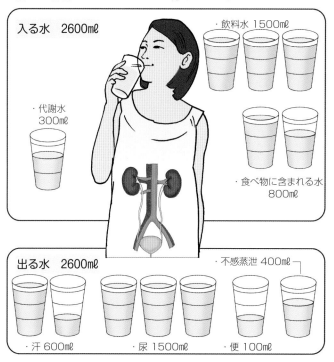

入る水　2600㎖

・飲料水 1500㎖

・代謝水
300㎖

・食べ物に含まれる水
800㎖

出る水　2600㎖

・不感蒸泄 400㎖

・汗 600㎖　　・尿 1500㎖　　・便 100㎖

体液の酸塩基平衡

ポイント
- ●体液の pH は 7.35 ～ 7.45 の狭い範囲に維持されている。
- ●アシドーシスやアルカローシスでは生命機能が維持できない。
- ●血液の緩衝作用や呼吸、尿の排泄によって pH が維持されている。

体液の pH を維持する仕組み

　体液の酸性・アルカリ性の程度を示す pH（水素イオン指数）は、**7.35 ～ 7.45 の弱アルカリ性**に維持されています。pH が 7.35 より小さい状態を**アシドーシス**、7.45 より大きい状態を**アルカローシス**といいます。

　ブドウ糖などの栄養素を代謝してエネルギーを取り出すと、**二酸化炭素**ができます。二酸化炭素が水に溶けると、重炭酸イオンと水素イオンが発生するため、体液の pH が下がり、酸性に傾きます。そのため人体には、それを調節する機能が備わっています。

<体液を弱アルカリ性に維持する仕組み>

　体液の pH が下がり過ぎないための仕組みがあります。

①血液による**緩衝作用**
- ・急激に血液の pH が下がった時に、血中の物質と結合させて水素イオンを減らし、影響を最小限にする。
- ・**水素イオンと重炭酸イオンが結合し、炭酸になる。結果、水素イオンが減り、pH の低下が緩和される。**

②呼吸によって**二酸化炭素を排出する**
- ・呼吸を**速く**して肺からの二酸化炭素の排出量を増やす。
- ・血中の**二酸化炭素量**が減り、二酸化炭素が水に溶けて生じる**水素イオン**も減り、pH が上がる。
- ・緩衝作用に比べると作用の発現は**遅い**。

③腎臓で酸（水素イオン）を捨てる
- ・腎臓で尿をつくるときに**水素イオン**の排出量を増やす。
- ・体液の pH は維持され、尿は**酸性**になる。
- ・緩衝作用に比べると作用の発現は**遅い**。

 試験に出る語句

アシドーシス
体液の pH が正常よりも酸性に傾いた状態のこと。pH が 7 未満の酸性になったことを指すのではない。pH 7 未満では生命機能が正常に働かないので、そのような状態になることは現実にはほとんどない。

二酸化炭素
二酸化炭素は、水に溶けると水素イオンを生じさせるため「酸」である。体内に二酸化炭素が増え過ぎるとアシドーシスになる。

 キーワード

緩衝作用
何かの物質の量が変化した時に、それを打ち消して影響を最小限にする働き。血液中のたんぱく質も酸や塩基と結合することができ、緩衝作用を持つ。

 メモ

pH の濃度
一般に、体液の pH が 6.8 以下、または 7.8 以上では死亡する可能性が高いといわれる。

呼吸や代謝の調節
呼吸や代謝などの異常で体液がアルカローシスになった時を調節する仕組みもある。その場合、本文のような作用の逆の作用が起こる。

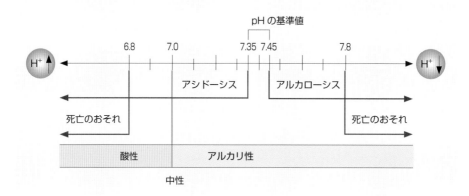

体液のpHは、7.35〜7.45の間に維持されている。これよりpHが低くなったものをアシドーシス、pHが高くなったものをアルカローシスという。

【血液による緩衝作用】

$$H^+ + HCO_3^- \rightleftarrows H_2CO_3 \rightleftarrows H_2O + CO_2$$

水素イオン　重炭酸イオン　　　　　炭酸　　　　　　　水　　二酸化炭素
‖
酸

血中に酸（H^+）が増加すると、上記の式の右方向への反応が進み、H^+が減ってpHが上がる。

Athletics Column

激しい運動がきっかけで起こる過換気症候群

運動をすると、骨格筋に酸素を供給し、発生した二酸化炭素を排出するために呼吸が速くなります。激しい運動に精神的な緊張や興奮が重なると、呼吸が異常に速くなり、過換気症候群を引き起こすことがあります。過換気症候群では、二酸化炭素が多く排出されて血液のpHが上がって呼吸性アルカローシスになり、手や唇のしびれ、呼吸困難などが起こります。紙袋などで自分の呼気を再呼吸すると改善します。

体液・血液

血液の成分と働き

- ●血液量は成人男性でおよそ５ℓである。
- ●血液は血球成分と、ミネラルなどが溶けている血漿に分けられる。
- ●血液の働きは、物質の輸送、免疫機能、止血などである。

血液は血球成分と血漿に分けられる

血管の中を流れるのが血液です。血液は体重の８％程度とされ、体重60kgの人では約５ℓあります。

血液は、40～45％ほどの**血球**（細胞）成分と、残りの**血漿**に分けることができます。血球成分には**赤血球、白血球、血小板**があります。血漿の大半は水で、その中にナトリウムやカルシウムなどのミネラル、ブドウ糖、たんぱく質、脂質、ホルモンなどが溶けています。

血漿中の物質のうち、血液の凝固にかかわる物質を取り除いたのが**血清**です。血液を採って放置すると、血球成分が固まった**血餅**と、上澄みの血清に分かれます。

血液は全身の血管を絶え間なく流れることにより、物質の輸送や、体の防衛などの役割を担っています。

＜血液の働き＞

血液には以下のような働きがあります。

①**物質輸送**：赤血球が酸素を、血漿が栄養や老廃物、ホルモンなどを目的地まで運搬する。

②**体温の調節**：骨格筋などで発生した熱を全身に運ぶ。暑いときは皮下の血管を拡張させて体温を放出する。

③**免疫機能**（P.142～145参照）：細菌やウイルスなどの侵入者を排除する。主に白血球が担う。

④**血液のpHの調節**（P.130参照）：血液のpHは狭い範囲で維持されなければならないので、急な変化があると血液の緩衝作用でそれを補正する。

⑤**止血**（P.138参照）。血管が破れて出血したとき、血小板や血漿中の血液凝固因子が止血する。

試験に出る語句

血漿
採血した血液に、凝固しないようにする薬物を入れて遠心分離機にかけると、下に血球成分が沈み、上澄みに血漿が集まる。

血清
採血した血液を放置すると、血球成分が凝固因子によって凝固した血餅と血清に分かれる。血清は、血漿から凝固因子を取り除いたものである。

血液凝固因子
血漿に溶けている止血に関与する物質（P.138参照）。

血液の１周
血液量は成人男性でおよそ５ℓである。心拍出量（１分間に心臓から送り出される血液量）も５ℓであり、血液はおおよそ１分で全身を１周することになる（P.106参照）。

血液の組成

【血漿と血球成分】

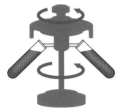

採血した血液に、抗凝固剤（血液が固まらないようにする薬）を入れ、遠心分離機にかける。

赤血球、白血球、血小板の血球成分が沈み、上部に血漿が集まる。

血漿：全体の 55 〜 60％程度を占める。血漿の大半は水で、ミネラルやブドウ糖、たんぱく質、血液凝固成分（フィブリノーゲン）などが溶けている。

白血球と血小板：合わせても全体の1％以下である。

赤血球：血液に占める赤血球の割合をヘマトクリット値という。男性で約45％、女性で約40％である。

【血清と血餅】

採血した血液を試験管に入れて放置すると、血清と血餅に分かれる

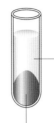

血清：血漿から血液凝固成分（フィブリノーゲン）を取り除いたもの。

血餅：血球成分が血液凝固因子（フィブリノーゲン）によって固まったもの。

体液・血液

血液の働き

① **物質輸送**
酸素や栄養、老廃物、ホルモンなどを運搬する。

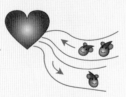

② **体温の調節**
熱を全身に運び、体温を調節する。

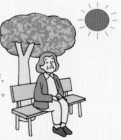

③ **免疫機能**
侵入した細菌などを排除する働きで、白血球が担っている。

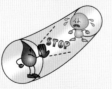

④ **血液のpHの調節**
pHが急に変化したとき、緩衝作用で補正する。

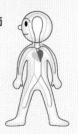

⑤ **止血**
血を止める。

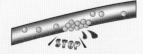

体液
血液

造血の仕組み

ポイント

● 血液の血球成分は、骨髄の造血幹細胞が分化することでつくられる。
● リンパ球はリンパ系幹細胞から、ほかは骨髄系幹細胞からつくられる。
● 造血機能は腎臓が分泌するエリスロポエチンによって促進される。

血球成分は赤色骨髄でつくられる

血液の血球成分は、すべて**骨髄**でつくられます。骨髄は長骨の**骨幹部**や、**胸骨**、**腸骨**などの中にあります。

骨髄には血球のもとになる**造血幹細胞**があり、これが分化してそれぞれの血球ができます。骨髄でできた血球は、骨を貫いて走る血管によって全身に送り出されます。

腎臓は、流れてくる血液を監視し、酸素濃度が低いと**エリスロポエチン**というホルモンを分泌して、骨髄での造血を促します。

それぞれの血球がつくられるプロセス

赤血球は、造血幹細胞が**骨髄系幹細胞**になり、さらに**赤芽球系幹細胞**、**赤芽球**と分化し、**核が抜け（脱核）**てできあがります。

白血球の中の一つである**好中球**は、骨髄系幹細胞が**顆粒球系幹細胞**、**骨髄芽球**と分化した後、骨髄球になったものからつくられます。**好塩基球**、**好酸球**の2つは、骨髄芽球から分化します。**単球**は、**顆粒球系幹細胞**が単芽球になったものからつくられます。

リンパ球は、ほかの白血球とは違い、**リンパ系幹細胞**から分化し、リンパ球の**T細胞**は胸腺に送られてから成熟します。

血小板は、骨髄系幹細胞が分化してできた**巨核球**が細かくちぎれてできます。

 試験に出る語句

骨髄
子供では、造血機能が盛んな赤色骨髄がほとんどだが、特に長骨の骨幹部の骨髄は、加齢とともに造血機能を失い、脂肪に置き換わって黄色骨髄になる。

造血幹細胞
すべての血球になる能力がある細胞で、骨髄にある。通常は休眠状態にあり、刺激されると、まず骨髄系幹細胞とリンパ系幹細胞に分化し、それぞれから各血球がつくられる。

 キーワード

好中球、好酸球、好塩基球
白血球（P.140 参照）のうち、細胞内に顆粒と呼ばれる粒があるため、顆粒球とも呼ばれる。

リンパ球
白血球の一種で、免疫機能の中心的役割を果たす（P.142 ～ 145）。Tリンパ球（T細胞）、Bリンパ球（B細胞）、NK細胞などの種類がある。

 メモ

赤血球がつくられる場所
胎児期には、赤血球は脾臓（ひぞう）でつくられている。生後、骨髄の機能が著しく低下したとき、脾臓が赤血球をつくることがある。

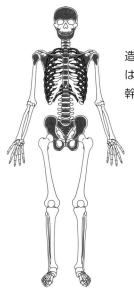

造血機能を持つ赤色骨髄（こつずい）は、成人の場合、主に体幹の骨内にある。

体液・血液

血球がつくられるプロセス

赤血球、白血球、血小板の各血球は、骨髄で造血幹細胞（ぞうけつかんさいぼう）が分化することによってつくられ、血管に送り出される。

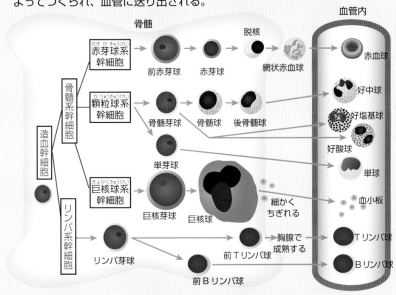

135

赤血球の働きと寿命

- ●赤血球は血球成分の中で最も多く、血液の 40 ～ 45％の容量を占める。
- ●赤血球に含まれるヘモグロビンが、肺から組織に酸素を運ぶ。
- ●赤血球の寿命は約120 日で、古くなった赤血球は脾臓で壊される。

赤血球の中のヘモグロビンが酸素を運ぶ

　赤血球は血球成分の中で最も多く、血液の容量の 40 ～ 45％を占めます。赤血球は血液 1 $\mu\ell$ 中に 450 ～ 500 万個ありますが、女性はやや少なくなっています。直径は 7～8 μm、厚さは 2 μm で、骨髄（こつずい）で赤血球がつくられる過程で細胞核が抜けるため、中央が凹んだ円盤の形をしています。この形により、自身よりも細い毛細血管に、体を折り畳むようにして入っていくことができます。

　赤血球の働きは酸素を運ぶことです。酸素は、赤血球に含まれる赤い色素の**ヘモグロビン**（血色素（けっしきそ））が運びます。ヘモグロビンは、**鉄とポルフィリン**でできた**ヘム**という物質が、**グロビン**というたんぱく質に組み込まれた物質で、**酸素と結合**しやすい性質を持っています。ヘモグロビンは、酸素の濃度が高い肺では酸素とよく結合し、酸素濃度の低い末梢（まっしょう）の組織では酸素を離して組織に提供します。ヘモグロビンは酸素と結合すると**鮮紅色（せんこうしょく）**になるので、動脈血は鮮やかな赤色をしています。

赤血球の寿命は約120 日

　赤血球は約 120 日で役割を終え、**脾臓（ひぞう）**で壊されます。脾臓には脾索（ひさく）と呼ばれる細かい網の目構造があり、赤血球がこれをくぐり抜ける際、老化して硬くなったものが引っかかって壊れます。壊れた赤血球は、白血球のマクロファージ（P.140 参照）が取り込んで処理します。ヘモグロビンや鉄は脾臓や肝臓で処理され、**胆汁（たんじゅう）**（P.172 参照）や新しい赤血球の材料として再利用されます。

試験に出る語句

ヘモグロビン
血色素ともいう。鉄とポルフィリンが結合したヘムが、グロビンというたんぱく質に組み込まれたもの。酸素と結合すると鮮紅色になり、酸素を離すと暗赤色になる。

脾臓
左上腹部のやや後方にある臓器。古くなった赤血球を処理するほか、免疫機能にもかかわる。胎児期には赤血球をつくっている。

キーワード

毛細血管（P.118 参照）
細動脈に続き、組織で細かい網の目構造をつくる極細の血管。直径は 5 ～ 10 μm である。

胆汁
肝臓でつくられて胆嚢（たんのう）で濃縮され、食事をすると十二指腸に注がれる消化液。胆汁の主成分は、ヘモグロビンを処理してできた黄褐色のビリルビンである。

メモ

エネルギー代謝
赤血球は、細胞内にミトコンドリアを持っておらず、酸素を使ったエネルギー代謝は行なわない。つまり取り込んだ酸素は、自らのためには利用しない。

赤血球の形状とヘモグロビン

赤血球は核がない円板状の血球で、酸素と結合しやすい
性質を持つヘモグロビンという赤い色素が入っている。

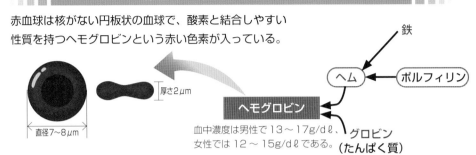

厚さ2μm

直径7～8μm

鉄 → ヘム ← ポルフィリン

ヘモグロビン ← グロビン（たんぱく質）

血中濃度は男性で13～17g/dℓ、
女性では12～15g/dℓである。

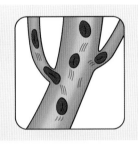

赤血球は核がないため、
自分より細い毛細血管
にも形を変えて侵入で
きる。

体液・血液

赤血球の一生、赤血球の破壊と再利用

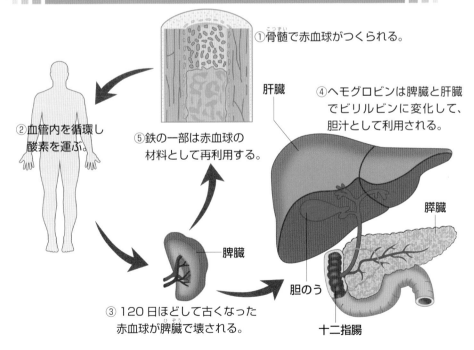

①骨髄（こつずい）で赤血球がつくられる。

②血管内を循環し
酸素を運ぶ。

肝臓

④ヘモグロビンは脾臓と肝臓
でビリルビンに変化して、
胆汁として利用される。

⑤鉄の一部は赤血球の
材料として再利用する。

脾臓

③120日ほどして古くなった
赤血球が脾臓（ひぞう）で壊される。

膵臓

胆のう

十二指腸

137

止血の仕組み

- ●止血にかかわるのは、血小板と血液凝固因子である。
- ●組織の損傷が止血のプロセスにスイッチを入れる。
- ●フィブリンという線維に血球が絡まって傷口にふたをする。

傷ついた血管壁にふたをして止血する

　血小板は、骨髄で巨核球が細かくちぎれてできる血球で、細胞核を持たず、不規則な形をしています。血小板は血液$1\mu\ell$中に$20\sim40$万個あります。

　血小板の役割は止血です。ただし止血には血小板だけでなく、血漿に溶けている物質や損傷した組織から出る物質など、たくさんの物質がかかわっています。これら止血にかかわる物質を血液凝固因子といいます。

　血小板や血液凝固因子が出血を止めるプロセスは、とても複雑です。その中心的な役割を担うのは、血小板とプロトロンビンとフィブリノゲンです。

<止血の仕組み>

　止血の仕組みの概要は以下の通りです。

①損傷した組織から放出される物質による刺激や、損傷してむき出しになったコラーゲンに血中の凝固因子が接触することによって、凝固の反応がスタートする。

②血小板は損傷部のコラーゲンに接触すると活性化し、ほかの血小板を引き寄せて粘着する。

③ある凝固因子と、血小板から放出される物質と血中のカルシウムイオンが、血液凝固因子のプロトロンビンをトロンビンに変える。

④トロンビンはカルシウムイオンとともに血液凝固因子であるフィブリノゲンを線維状の物質であるフィブリンに変化させる。

⑤線維状のフィブリンに血小板や赤血球が絡まって血餅ができ、傷口にふたをして止血する。

血小板
血管内にいるときは円盤のような形をしている。細胞内に顆粒を持ち、その中に血液凝固因子を活性化させる物質を持っている。寿命は10日ほどである。

血液凝固因子
右表のようなものがあり、多くはたんぱく質である。大半は肝臓でつくられ、いくつかは生成するためにビタミンKが必要。

キーワード

血中カルシウムイオン
カルシウムは止血のプロセスに欠かせない物質のため、血中カルシウム濃度は常に一定に保たれており、低下すると骨を溶かして（骨吸収）血中に放出する。

メモ

線維素溶解現象
傷口にできた血餅は、プラスミンという物質によって数日かけて徐々に溶かされる。このプロセスを線維素溶解現象（線溶）という。

因子	同義語
I	フィブリノゲン
II	プロトロンビン
III	組織トロンボプラスチン
IV	カルシウムイオン
V	不安定因子
VI(欠番)	―
VII	安定因子

VIII	抗血友病因子
IX	クリスマス因子
X	スチュアート・プロァ因子
XI	血漿トロンボプラスチン前駆物質
XII	ハーゲマン因子
XIII	フィブリン安定化因子
プレカリクレイン	フレッチャー因子
高分子キニノゲン	フィッツジェラルド因子

止血の仕組み

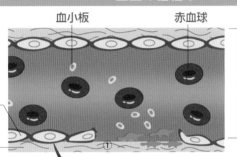

血小板　赤血球

血管内皮細胞

内皮下組織

血管内

①組織が損傷すると、そこから出る物質などが血液凝固の反応を刺激する。

②血小板が損傷部のコラーゲンに接触して活性化する。ほかの血小板を引き寄せて粘着する。

③カルシウムイオンなどの凝固因子が、プロトロンビンをトロンビンに変える。

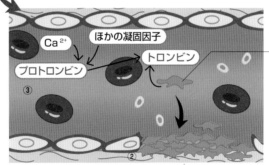

Ca²⁺　ほかの凝固因子　トロンビン

プロトロンビン

活性化した血小板

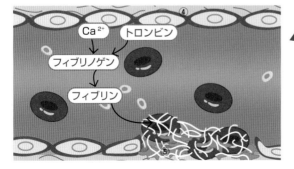

Ca²⁺　トロンビン

フィブリノゲン

フィブリン

④トロンビンがカルシウムイオンとともにフィブリノゲンを線維状の物質であるフィブリンに変える。

⑤線維状のフィブリンに血小板や赤血球が絡まって血餅ができ、傷口にふたをする。

体液・血液

体液 血液

白血球の種類と貪食作用

- ●白血球には好中球、好塩基球、好酸球、リンパ球、単球がある。
- ●好中球と単球（マクロファージ）が侵入者を食べる貪食作用を持つ。
- ●外敵が何かに関係なく働く免疫機能を非特異的生体防御という。

白血球は5種類

白血球は、外敵から体を守る免疫機能を担う血球で、**好中球、好塩基球、好酸球、リンパ球、単球**という種類があり、血液 1 μℓ（0.001 ㎖）の中に 6000 〜 8000 個あります。

最も数が多い**好中球**は、外敵を自分の中に取り込んで殺す働きを持っています。**好塩基球**と**好酸球**は数が少なく、アレルギー反応などに関係していると考えられていますが、その働きは明確になっていません。

リンパ球にはいくつかのタイプがあり、いずれも免疫機能の中心的な役割を果たしています（P.142 〜 145 参照）。

単球は血管を出ると**マクロファージ**という形になって、外敵をどんどん取り込んで殺します。

好中球とマクロファージによる貪食作用

体に侵入した細菌などを取り込んで殺す働きを**貪食作用**といいます。このように敵がどんなものかに関係なく働く機能を**非特異的生体防御**といいます。

細菌などが侵入すると、**好中球**が真っ先に集まってきて、外敵を次々に貪食し、自らも死んでいきます。傷口に出る膿は、好中球の死骸と死んだ組織の固まりです。

マクロファージの貪食作用は好中球の数倍ともいわれます。マクロファージが好中球と違うところは、外敵を貪食するだけでなく、取り込んだ外敵のかけらを免疫機能の司令塔である**リンパ球**に提示して、外敵の侵入を報告する役割を担っていることです。そのため、マクロファージは**抗原提示細胞**とも呼ばれます。

 試験に出る語句

非特異的生体防御
どんなものでも自己ではないと判断すれば排除する働き。皮膚や粘膜による防御や、咳やくしゃみによる排除、胃酸による殺菌なども含まれる。

好中球
白血球の中で最も多く、60 〜 70%を占める。貪食作用を持ち、外敵を取り込むと死んでしまう。寿命は短く、骨髄（こつずい）から血液中や組織に出ると、貪食をしなくても2〜3日で死ぬ。

単球・マクロファージ
やや大きい白血球。血中では丸い単球の形を取るが、組織に出るとアメーバ状のマクロファージに姿を変える。旺盛な貪食作用を持ち、寿命も数カ月から数年と長い。

 メモ

免疫機能最前線の兵士
貪食作用を持つ好中球とマクロファージは、免疫機能の最前線に立つ兵士といえる。マクロファージによる抗原提示が免疫機能を始動させる。

白血球の種類

好中球
最も数が多い。
貪食作用を持つ。

好塩基球
数が少ない。

好酸球
数が少ない。

※好中球、好塩基球、好酸球
は、細胞の中に顆粒と呼ば
れる粒が見えることから、まと
めて顆粒球とも呼ばれる。

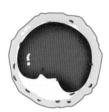

単球（血管内）

リンパ球（BとT）
免疫機能の中心的役割
を果たす。いくつかの
タイプがある。

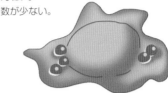

マクロファージ（組織）
血管内では丸い単球の形を取り、組織
に出るとアメーバのような形のマクロ
ファージになる。強い貪食作用と、リ
ンパ球に抗原を提示する働きを持つ。

体液・血液

好中球とマクロファージによる貪食作用

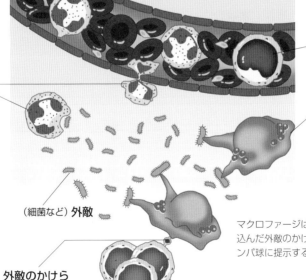

単球
単球は血管内に
いるときは丸い
形をしている。

好中球
細菌などが侵
入すると好中
球が駆け付け、
貪食する。

マクロファージ
細菌などが侵入す
ると、単球が血管
の外の組織に出て
マクロファージと
なり、外敵を貪食
する。

（細菌など）外敵

マクロファージは、取り
込んだ外敵のかけらをリ
ンパ球に提示する。

外敵のかけら

リンパ球 (T 細胞)

141

体液性免疫と免疫グロブリン

ポイント

- ●外敵（抗原）を抗体で攻撃し排除する仕組みを体液性免疫という。
- ●抗体は、抗原に合わせてリンパ球の B 細胞が産生し、放出する。
- ●抗体は免疫グロブリンともいい、5つの種類に大別される。

抗体をつくって攻撃する体液性免疫

侵入してきた外敵を、抗体によって攻撃する仕組みを体液性免疫といいます。

マクロファージは外敵を貪食し、そのかけらを免疫機能の司令塔であるリンパ球のヘルパー T 細胞に提示します（P.140 参照）。するとヘルパー T 細胞は侵入した外敵の抗原を認識し、自ら増殖しながら、リンパ球の B 細胞に、どんな抗原が侵入したかを知らせ、抗体をつくるように指示します。また B 細胞自身も、外敵に遭遇するとそれを貪食し、抗原として認識する力を持っています。

ヘルパー T 細胞から指示を受けるか、または自ら抗原を認識した B 細胞は、増殖しながら形質細胞と呼ばれるものに変化し、抗体を産生して放出します。抗体は、抗原に取りついて抗原を破壊するほか、マクロファージなどに捕捉されやすくするための目印にもなります。

B 細胞が産生する免疫グロブリン

抗体は免疫グロブリン（Ig）ともいい、構造や分子量、働きなどによって5種類に大別されます（右ページの表参照）。ただし、抗体は特定の抗原に対してオーダーメイドで、ほかの抗原には効果がないので、同じ種類でも細部の構造が異なる抗体が多数存在することになります。

抗原を認識した B 細胞や T 細胞の一部は、記憶 B 細胞、記憶 T 細胞として長く生き続けます。そして同じ抗原が再び侵入してきたときは、速やかに攻撃を開始します。これが「免疫がつく」ということです。

試験に出る語句

体液性免疫
リンパ球の B 細胞が産生する抗体によって抗原を攻撃し排除する仕組み。抗体は抗原に対してオーダーメイドである。

形質細胞
リンパ球の B 細胞が、T リンパ球から刺激されるか、自ら抗原を認識すると活性化して形質細胞に変化する。

キーワード

リンパ球の T 細胞、B 細胞
いずれもリンパ球の種類であるが、成熟する場所や役割が違う。胸腺で成熟したものを T 細胞、骨髄（こつずい）や末梢（まっしょう）のリンパ組織で成熟したものを B 細胞という（P.146 参照）。

記憶 B 細胞、記憶 T 細胞
侵入した抗原を覚えていて、長く生き残り、次の攻撃に備えている細胞。リンパ節の中などで待機している。

メモ

血中をパトロール
白血球は血中にいて、全身をパトロールしている。リンパ球は、全身のリンパ節や、脾臓（ひぞう）や小腸壁などにあるリンパ組織の中で待機している。

抗体によって抗原を排除する仕組み

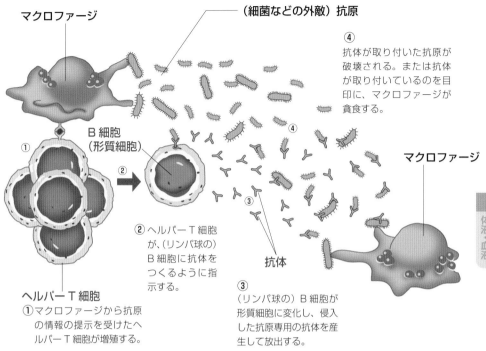

マクロファージ

（細菌などの外敵）抗原

④ 抗体が取り付いた抗原が破壊される。または抗体が取り付いているのを目印に、マクロファージが貪食する。

マクロファージ

B細胞（形質細胞）

② ヘルパーT細胞が、（リンパ球の）B細胞に抗体をつくるように指示する。

抗体

ヘルパーT細胞

① マクロファージから抗原の情報の提示を受けたヘルパーT細胞が増殖する。

③ （リンパ球の）B細胞が形質細胞に変化し、侵入した抗原専用の抗体を産生して放出する。

免疫グロブリンの種類と特徴

種類	特徴
IgG	免疫グロブリンの70〜75%を占める。血液中、組織液に多い。半減期は20日以上。侵入したウイルスなどを攻撃する。胎盤を通って胎児に移行する。
IgA	唾液、涙、気道や消化管粘膜のリンパ小節からの分泌液に多く含まれる。乳汁（特に初乳）にも多い。粘膜上にあって粘液とともに表面を覆い、外敵の侵入を阻止する。
IgM	免疫グロブリンの10%ほどを占める。血液中だけにある。単体の分子が5つつながった構造で、複雑な構造的特徴を持つ抗原に対応する。ウイルスなどが侵入したとき、真っ先に増える。半減期は5日程度と短い。
IgE	量は最も少ない。寄生虫感染症や即時型アレルギーのときに産生される。好塩基球や肥満細胞と結合してアレルギー反応を起こす。
IgD	量が少ない。働きはよく分かっていない。

143

体液血液

細胞性免疫の仕組み

ポイント

●ヘルパーT細胞の指示により、マクロファージやキラーT細胞がそれぞれの方法で抗原を排除することを細胞性免疫という。
●ヘルパーT細胞の指示を受けない貪食作用は細胞性免疫に含まれない。

マクロファージやキラーT細胞による免疫

　抗原を認識した**ヘルパーT細胞**は、マクロファージをより活性化させて、**貪食作用**を強めます。

　一方でヘルパーT細胞は、リンパ球の**キラーT細胞**に対して、**ウイルス**に寄生されてしまった体の細胞などを破壊するように指示を出します。ウイルスはヒトの細胞に寄生し、細胞の**DNA**を利用して自らを増殖させるので、その細胞ごと壊してしまうことによってウイルスの増殖を防ぐのです。ウイルスに寄生されてしまった細胞は、旗を立てるようにしてシグナルを出しているので、キラーT細胞はそれを目印にして取り付き、その細胞が死ぬように誘導する物質を出します。

　このように、特定の抗原に対して白血球の細胞によって攻撃する仕組みを**細胞性免疫**といいます。P.140で解説したような外敵が何であろうと発動される貪食作用は非特異的生体防御であり、特定の抗原に対して向けられる攻撃ではないため、細胞性免疫とはいいません。

> **COLUMN** リンパ球のNK細胞の働き
>
> 　リンパ球の仲間にはNK細胞（ナチュラルキラー細胞）と呼ばれるものがあります。NK細胞は、ウイルスに感染した細胞やがん化した細胞を、ほかのリンパ球からの指令を受けずに自らの判断で攻撃する働きを持っています。従ってこれは細胞性免疫ではありません。NK細胞の活性は、よく笑ったり、適度な運動をすることによって向上するという研究もあります。

試験に出る語句

キラーT細胞
リンパ球の一種で、ウイルスに寄生されてしまった細胞などを壊す働きを持つ。細胞が自ら死ぬように導く物質を放出する。

細胞性免疫
抗原を認識したヘルパーT細胞の指示によって、白血球がさまざまな方法で抗原を排除する。抗原が侵入したときに最初に発動される非特異的生体防御である好中球やマクロファージによる貪食作用は細胞性免疫ではない。

キーワード

ウイルス
細菌のような細胞の形態は取らず、DNAまたはRNAにたんぱく質の殻が付いたもの。動物の細胞に入り込み、その細胞のDNAを利用して自分の複製を大量につくり、細胞を壊してしまう。

メモ

制御性T細胞
自己免疫疾患などにならないように自己に対する免疫応答抑制（免疫寛容）を司る細胞で、T細胞の約5%を占める。

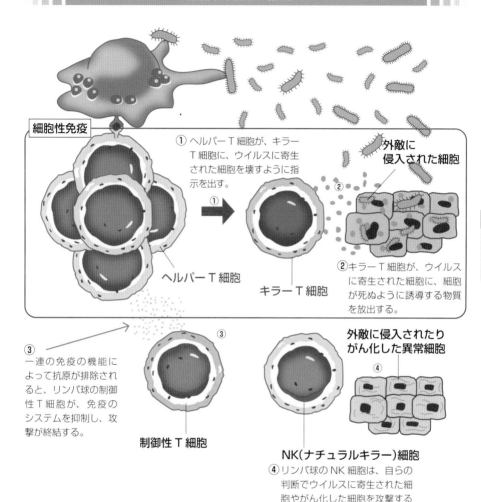

細胞性免疫

① ヘルパーT細胞が、キラーT細胞に、ウイルスに寄生された細胞を壊すように指示を出す。

外敵に侵入された細胞

ヘルパーT細胞

キラーT細胞

②キラーT細胞が、ウイルスに寄生された細胞に、細胞が死ぬように誘導する物質を放出する。

③
一連の免疫の機能によって抗原が排除されると、リンパ球の制御性T細胞が、免疫のシステムを抑制し、攻撃が終結する。

制御性T細胞

外敵に侵入されたりがん化した異常細胞

NK(ナチュラルキラー)細胞

④リンパ球のNK細胞は、自らの判断でウイルスに寄生された細胞やがん化した細胞を攻撃する(細胞性免疫ではない)。

体液・血液

Athletics Column

運動習慣がある人には、がんの発症が少ない

　多くの研究により、運動習慣がある人にはがんの発症が少ない傾向があることが分かっています。その理由については明らかでない点も多いものの、免疫機能とも関係があるのではと考えられています。日常生活の中で適度な運動を続けると、NK細胞の活性が上がったり、リンパ球のB細胞やT細胞が増えます。運動は、肥満や動脈硬化症などの生活習慣病だけでなく、がんの予防にも効果があるようです。

胸腺と脾臓の働き

ポイント

● 胸腺はリンパ球のT細胞を成熟させる。
● 胸腺で成熟したT細胞は、リンパ節や脾臓などに移動していく。
● 脾臓の白脾髄はリンパ球の集まりで、血液中の抗原を監視する。

成熟したT細胞はリンパ節などに移動する

胸腺（きょうせん）は、心臓の前上方、心臓から出る大きな血管の前にあります。子どものときに発達し、思春期のころに最も大きくなりますが、成人になると加齢とともに脂肪に置き換わり、萎縮していきます。

胸腺の働きはリンパ球のT細胞の成熟です。胸腺には、胎児期に骨髄（こつずい）などでつくられたプレT細胞が移動してきています。プレT細胞は胸腺の中で増殖し、抗原を認識するためのさまざまな能力を身につけ、身につけた能力によってヘルパーT細胞やキラーT細胞などに成長します。その過程で、自分自身の細胞に対して強い攻撃性を持ってしまったものなど、免疫を担う細胞として不適格と判断されたものは死んでいきます。

成熟したT細胞は、胸腺を出てリンパ節や脾臓（ひぞう）などに移動し、そこで抗原の侵入に備えます。

脾臓の構造と働き

脾臓は、左上腹部の背中側にある腎臓に似た形の臓器です。古くなった赤血球を処理したり、血液量の調整にかかわるため循環器でもありますが、免疫機能に深くかかわるリンパ組織でもあります。

脾臓は、0.5〜1mmほどの白脾髄（はくひずい）と、その周りを囲む赤脾髄（せきひずい）で構成されています。白脾髄はリンパ球の集まりで、B細胞の固まりである脾小節の周りをT細胞が埋めています。白脾髄は、血流を監視して流れてくる抗原を捕まえ、これを撃退する働きをしています。

胸腺と働き

胎児期にできたリンパ球のプレT細胞は胸腺に移動し、ここで増殖、成熟する。自己と自己でないものを判別する力を身につけたものが、その力に応じてヘルパーT細胞やキラーT細胞などに成長し、リンパ節や脾臓に移動して出番を待つ。

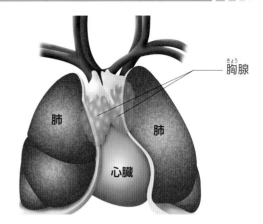

胸腺（きょうせん）

肺

肺

心臓

脾臓の構造と働き

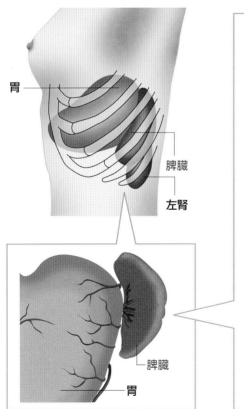

胃

脾臓

左腎

脾臓

胃

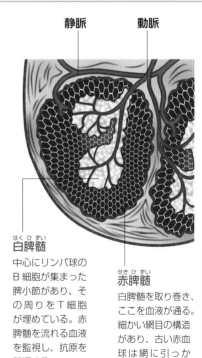

静脈

動脈

白脾髄（はくひずい）
中心にリンパ球のB細胞が集まった脾小節があり、その周りをT細胞が埋めている。赤脾髄を流れる血液を監視し、抗原を撃退する。

赤脾髄（せきひずい）
白脾髄を取り巻き、ここを血液が通る。細かい網目の構造があり、古い赤血球は網に引っかかって破壊される。

147

呼吸とは

ポイント

- ●呼吸とは、酸素を取り込み、二酸化炭素を捨てるプロセスである。
- ●肺でのガス交換を外呼吸、末梢の組織でのガス交換を内呼吸という。
- ●外呼吸を担う鼻、のど、気管・気管支、肺を呼吸器という。

呼吸とは何か

　ヒトは酸素がないと死んでしまいます。心臓を動かし、脳を働かせ、骨格筋を動かし、食べ物を消化・吸収するなどの生命活動はすべて、酸素を使った代謝で取り出したエネルギーで行なっているのです。またヒトは、取り込んだ酸素をためておく機能を持っていないので、絶えず呼吸をして酸素を取り込まなければなりません。

　呼吸とは、生命の維持に不可欠な酸素を外気から取り込み、代謝によって体内で発生した二酸化炭素を捨てるプロセスのことです。呼吸には、息を吸って吐くという呼吸運動と、肺に空気が出入りする換気、さらに肺で空気から血液に酸素を取り込み、血液から空気中に二酸化炭素を捨てるガス交換と、末梢の組織で血液から細胞に酸素を渡し、細胞から血液に二酸化炭素を回収するガス交換のプロセスがすべて含まれます。肺で酸素と二酸化炭素を交換することを外呼吸、末梢の組織で細胞と血液の間で酸素と二酸化炭素を交換することを内呼吸といいます。

鼻とのど、気管・気管支と肺

　外呼吸を行なう臓器や器官を呼吸器といいます。鼻、のど（咽頭、喉頭）、気管と気管支、肺が呼吸器です。しかし呼吸はこれら呼吸器だけでは機能しません。肺は自ら拡がったり縮んだりすることができないので、肺に空気を出し入れするためには、肋骨と胸骨、胸椎からなる胸郭や、横隔膜、肋間筋、腹筋群など、骨格筋の働きが必要です。さらに酸素や二酸化炭素を運ぶ循環器の働きも重要です。

試験に出る語句

外呼吸
肺で酸素と二酸化炭素を交換すること。呼吸器や胸部、腹部の骨格筋などが関与する。

内呼吸
末梢の組織で、血液と細胞の間で行なわれるガス交換。循環器と体液が関与している。

キーワード

換気
肺に空気が出たり入ったりすること。胸郭や横隔膜の動きによって行なわれる。

ガス交換
肺や組織で酸素と二酸化炭素を交換すること。肺でのガス交換を外呼吸、組織でのガス交換を内呼吸という。

メモ

呼吸の役割
呼吸は、酸素を取り込むだけでなく、体液の酸塩基平衡（P.130参照）にもかかわっている。肺は、体液に溶けると酸を生じる二酸化炭素を捨てることで、体液のpHを維持している。

外呼吸と内呼吸

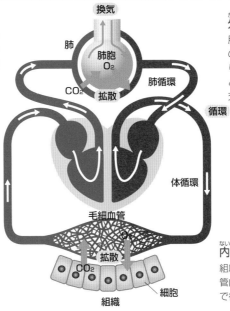

換気
肺に空気が出たり入ったりすること。胸郭や呼吸筋（P.152 参照）の働きによる。

換気

肺

肺胞
O₂

CO₂ 拡散

肺循環

循環

体循環

毛細血管

拡散
CO₂

組織 細胞

外呼吸
肺で行なわれる。肺胞内の空気と、その周囲を取り巻く毛細血管内の血液との間で行なわれるガス交換。

内呼吸
組織で行なわれる。毛細血管内の血液と、細胞との間で行なわれるガス交換。

呼吸器の構造

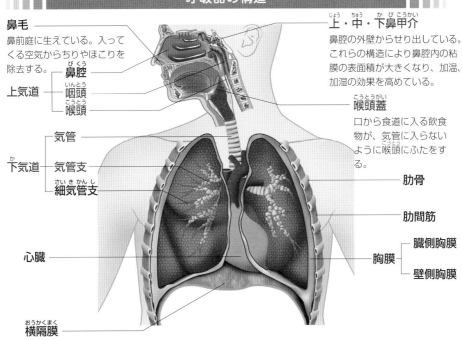

鼻毛
鼻前庭に生えている。入ってくる空気からちりやほこりを除去する。

鼻腔

上気道
咽頭
喉頭

気管

下気道　気管支

細気管支

心臓

横隔膜

上・中・下鼻甲介
鼻腔の外壁からせり出している。これらの構造により鼻腔内の粘膜の表面積が大きくなり、加温、加湿の効果を高めている。

喉頭蓋
口から食道に入る飲食物が、気管に入らないように喉頭にふたをする。

肋骨

肋間筋

臓側胸膜
胸膜
壁側胸膜

呼吸器系

気道の構造と働き

- ●空気の通り道となる鼻、咽頭、喉頭、気管、気管支を気道という。
- ●気道の内面を覆う粘膜は、空気を加温・加湿し、清浄化する。
- ●気管と気管支には管がつぶれないように気管軟骨がついている。

空気を加湿し、異物を除去する上気道

呼吸器のうち、空気の通り道となる部分を気道といいます。気道の内面は粘膜で覆われ、常に潤っていて、空気を加湿し、ホコリなどを吸着して除去しています。鼻腔内は、上・中・下鼻甲介によって粘膜の表面積が大きくなっており、効率よく空気を加温・加湿できるようになっています。鼻腔入り口の前庭に生えている鼻毛も異物の除去に役立っています。また、鼻腔の異物はくしゃみによって、咽頭や喉頭の異物はせきによって吹き飛ばして除去する仕組みも備わっています。

鼻腔の奥の咽頭は、上咽頭、中咽頭、下咽頭に分けられ、下咽頭の前方の喉頭は気管につながっています。下咽頭では、鼻からの空気と口からの飲食物が交叉します。そのため喉頭には、飲食物を飲み込むときにそれが気道に入らないようふたをする喉頭蓋がついています。

気管と気管支はつぶれないようになっている

喉頭から続く10cmほどの気管は、第5胸椎の高さで左右に分かれ、それを気管支といいます。気管と気管支には、管がつぶれないようにするためのU字形の気管軟骨が取り巻いていて、ジャバラホースのようになっています。

気管と気管支の壁には平滑筋の層があり、自律神経系によって管の太さが調節されています。また内面の粘膜に並ぶ線毛細胞はたくさんの線毛を動かして、粘膜上に分泌されている粘液とそこにとらえられた異物を、常に喉頭の方に送って除去しています。

気道
空気の通り道。鼻から喉頭までの上気道と、気管・気管支からなる下気道に分けられる。

喉頭
喉頭には甲状軟骨、輪状軟骨などの大きな軟骨があり、のどの舌骨（ぜっこつ）ともつながって、頑丈な構造をつくっている。

気管支
気管支は、肺門部から肺に入ると次々に枝分かれしながら細くなり、細気管支（直径2mm以下）、終末細気管支（直径約0.5mm）、呼吸細気管支（直径約0.3mm）、肺胞管（直径約0.1mm）となって、その先に肺胞がつく。

鼻腔の構造
鼻腔には、嗅覚を感知する感覚器（P.96参照）がある。また喉頭には発声を行なう声帯がある（P.162参照）。

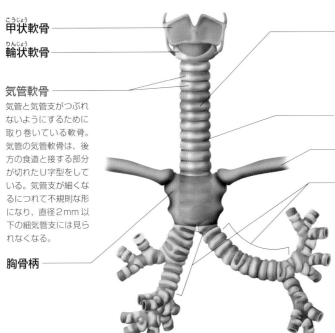

甲状軟骨
（こうじょう）

輪状軟骨
（りんじょう）

気管軟骨

気管と気管支がつぶれ
ないようにするために
取り巻いている軟骨。
気管の気管軟骨は、後
方の食道と接する部分
が切れたU字型をして
いる。気管支が細くな
るにつれて不規則な形
になり、直径2mm以
下の細気管支には見ら
れなくなる。

胸骨柄

気管
（こうとう）
喉頭から続く10cmほど
の管。U字型の気管軟骨は
気管の前方を支え、後方の
食道と接する部分にはない。

輪状靭帯

鎖骨

（左右の）主気管支
気管から左右に分かれて肺
に入り、さらに分岐を続け
て細くなっていき、先端に
肺胞がつく。気管軟骨は、
気管支が細くなるにつれて
不規則な形になる。

呼吸器系

気管の粘膜が異物を除去する仕組み

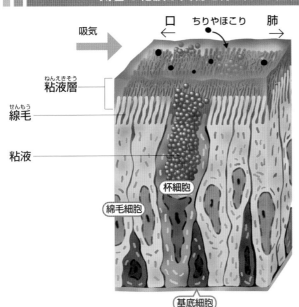

吸気

口　ちりやほこり　肺→

粘液層
（ねんえきそう）

線毛
（せんもう）

粘液

杯細胞

綿毛細胞

基底細胞

気管粘膜にある杯細胞
（さかずき）
は粘液を分泌する。粘液
とそこにとらえられたち
りなどの異物は、線毛細
胞の線毛が動いて喉頭の
方に送られ、除去される。

呼吸運動

ポイント

●肺には、胸腔が拡張することによって受動的に空気が入る。
●外肋間筋が肋骨を引き上げると胸郭が広がり、空気が吸い込まれる。
●横隔膜が収縮すると胸腔の容積が大きくなり、空気が吸い込まれる。

肺に空気が吸い込まれる仕組み

　肺自体には能動的に拡張して空気を吸い込む力がありません。肺を囲む胸腔（きょうくう）が拡大することで受動的に肺に空気が吸い込まれる仕組みになっています。その胸腔を広げるのは、**外肋間筋**（がいろっかんきん）と**横隔膜**（おうかくまく）です。

　外肋間筋は、上下の肋骨（ろっこつ）の間に外上方から内下方に向かって走っています。外肋間筋が収縮すると肋骨が引き上げられ、**胸郭**（きょうかく）が広がります。

　横隔膜は、**胸腔**の下をふさぐように位置するドーム型の骨格筋です。横隔膜が収縮するとドームの屋根が下がり、**胸腔**の容積が大きくなって肺に空気が吸い込まれます。

　胸郭の拡張による呼吸を胸式呼吸（きょうしき）、横隔膜による呼吸を腹式呼吸（ふくしき）といいます。

呼気は自然に行なわれる

　吸い込んだ息を吐き出す場合、安静時は、収縮した外肋間筋や横隔膜が**弛緩**（しかん）し、拡張した胸腔が元に戻ることによって行なわれます。しかし努力して強く、より多く息を吐き出すときは、外肋間筋と直交して走る**内肋間筋**（ないろっかんきん）を使って肋骨を引き下げ、胸郭を狭めます。さらに**腹筋群**を使って腹部を凹ませ、間接的に胸腔を狭めて息を吐き出します。

　呼吸運動に関与する筋肉を呼吸筋といいます。安静時は外肋間筋と横隔膜が中心的な役割を果たしますが、努力性の呼気では内肋間筋や腹筋群、努力性の吸気では頸部（けいぶ）の胸鎖乳突筋（さにゅうとつきん）などが補助的に働いています。

試験に出る語句

外肋間筋
上下の肋骨を結ぶ骨格筋のうち表層にあるもの。外上方から内下方に向かって走り、収縮すると肋骨を広げつつ引き上げる。

横隔膜
胸腔と腹腔を隔てている骨格筋。体腔（たいくう）の内面から起こり、中心の中心腱に集まる。収縮するとドーム状の屋根が下がり、胸腔が広がる。椎骨に近い部分には、大動脈が貫く大動脈裂孔、大静脈が貫く大静脈孔、食道が貫く食道裂孔がある。

キーワード

胸腔
肋骨、胸骨、胸椎（きょうつい）で構成される胸郭と、胸部と腹部を隔てる横隔膜で囲まれた部分。肺のほか、気管・気管支、心臓、大血管などが入っている。

呼気
肺には弾性があり、縮む性質がある。通常の呼気は、主に胸腔を拡張した筋の弛緩（しかん）と、肺が縮むことによって行なわれる。努力して強く息を吐き出すときは内肋間筋や腹筋群が使われる。

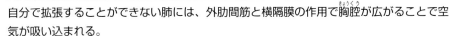

肺に空気が出入りする（換気）仕組み

自分で拡張することができない肺には、外肋間筋と横隔膜の作用で胸腔が広がることで空気が吸い込まれる。

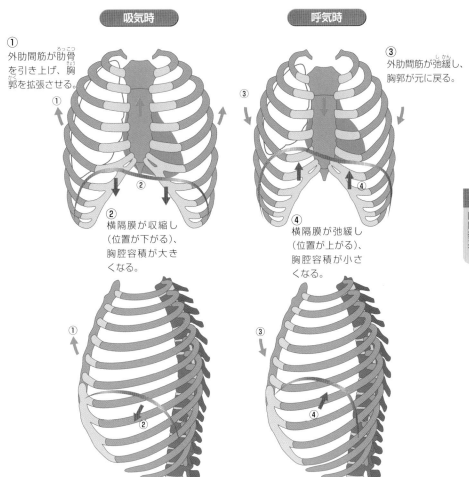

吸気時

① 外肋間筋が肋骨を引き上げ、胸郭を拡張させる。

② 横隔膜が収縮し（位置が下がる）、胸腔容積が大きくなる。

呼気時

③ 外肋間筋が弛緩し、胸郭が元に戻る。

④ 横隔膜が弛緩し（位置が上がる）、胸腔容積が小さくなる。

呼吸器系

COLUMN　体を起こすと呼吸が楽になる理由

　横隔膜は薄い膜ではなく、厚みのある骨格筋です。ある程度の重さがあるので、上半身を起こすと横隔膜が自重で下がり、自然に胸腔が広がります。ぜんそくや心不全などで呼吸が苦しいときは、寝ているより上体を起こした方が呼吸は楽になります。

肺胞の構造とガス交換の仕組み

ポイント

- ●肺でのガス交換は、直径 0.1mm ほどの風船状の肺胞で行なわれる。
- ●肺胞でのガス交換は、拡散という物理的現象によって行なわれている。
- ●肺や肺胞には、しぼまないようにする仕組みが備わっている。

拡散現象により酸素と二酸化炭素が交換される

　20 回以上枝分かれをして細くなった**気管支**の先に、ガス交換を行なうための**肺胞**がついています。肺胞は直径約 **0.1mm** の小さい風船で、多くの肺胞がブドウの房のようにつながった構造をしており、その周りを毛細血管が密に取り巻いています。肺胞は全部で 3 〜 5 億個あり、肺胞と毛細血管の壁を隔てて**ガス交換**が行なわれています。

　ガス交換は、**拡散**という物理的現象によって行なわれます。拡散とは、ある物質の分子が高濃度の方から低濃度の方へ移動する現象です。酸素は、濃度が**高い**肺胞内の空気から濃度の**低い**毛細血管内の血液へ拡散し、赤血球の中のヘモグロビンが受け取ります。二酸化炭素は主に**血漿**に溶けた形で運ばれ、濃度の高い血漿から濃度が**低い**肺胞内の空気の方に拡散します。

肺胞は縮む性質があるのにしぼまない

　肺胞は口が閉じていない風船のようなもので、自身の弾力で縮む性質があるため、そのままでは肺全体がしぼんでしまいます。それがしぼまないのは、常に外側に引っ張る力が働いているからです。肺は、中に胸膜液が入った袋状の胸膜（P.149 下図参照）に包まれ、胸膜が胸腔の内壁にぴったりとついて、肺を外側に引っ張っているのです。

　また肺胞の壁からは、**肺サーファクタント**と呼ばれる**界面活性物質**が分泌されています。この物質が、肺胞の内面を薄く覆う組織液の**表面張力**を弱めることで、肺胞が縮んでしまうのを防いでいます。

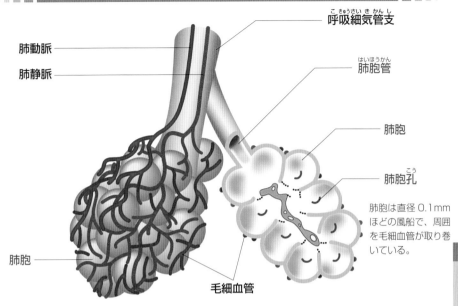

呼吸細気管支（こきゅうさいきかんし）

肺動脈

肺静脈

肺胞管（はいほうかん）

肺胞

肺胞孔（こう）

肺胞は直径 0.1mm ほどの風船で、周囲を毛細血管が取り巻いている。

肺胞

毛細血管

呼吸器系

拡散によるガス交換の仕組み

肺胞と毛細血管の間で、拡散によって酸素と二酸化炭素が交換される。

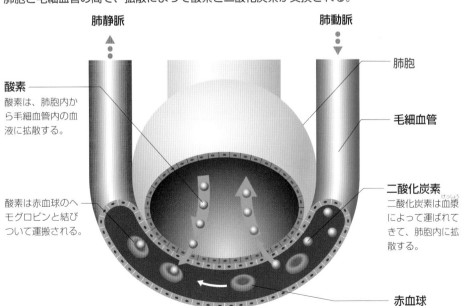

肺静脈

肺動脈

酸素

酸素は、肺胞内から毛細血管内の血液に拡散する。

肺胞

毛細血管

酸素は赤血球のヘモグロビンと結びついて運搬される。

二酸化炭素

二酸化炭素は血漿（けっしょう）によって運ばれてきて、肺胞内に拡散する。

赤血球

155

呼吸器系

血液中のガス分圧

ポイント
●血中の酸素と二酸化炭素のガス分圧は呼吸の機能を表す。
●動脈血の酸素分圧は 100torr、二酸化酸素分圧は 40torr である。
●静脈血の酸素分圧は 40torr、二酸化酸素分圧は 45torr である。

呼吸機能の状態を測る血液ガス分圧

血液中にどのくらいの酸素や二酸化炭素があるかを調べれば、呼吸機能の良し悪しを知ることができます。

血液中の酸素や二酸化炭素の濃度は、**ガス分圧**で示します。ガス分圧とは、何種類かのガスが混ざった気体があるとき、それぞれのガスが占める圧力のことです。例えば、1 気圧（**760Torr**）の大気では、全体の 79％ほどを占める窒素のガス分圧は約 **600Torr**、全体の 21％ほどを占める酸素のガス分圧は約 **160Torr** です。大気中では二酸化炭素はごく微量なので、ほぼ **0Torr** です。ガス分圧は液体中、つまり体液の中でも同じことがいえます。

ヒトの場合、窒素は一切利用しないので、これを考慮する必要はありません。大切なのは**酸素**と**二酸化炭素のガス分圧**です。

酸素分圧は、大気中では 160Torr ですが、肺胞内では血中から放出された二酸化炭素と水蒸気が混ざるためやや下がり、**100Torr** になります。酸素を受け取った動脈血の酸素分圧（PaO₂）も拡散によって肺胞内と血中の酸素濃度が同じになるため 95 ～ 100Torr です。末梢で細胞に酸素を渡し、二酸化炭素を受け取った静脈血の酸素分圧は大きく下がって約 **40Torr** になります。

二酸化炭素分圧は、大気中では 0.3Torr ですが、全身の細胞で代謝によって発生した二酸化酸素を受け取ってきた静脈血では 46Torr 程度に高くなっています。それが肺胞に運ばれ、拡散によって肺胞内に排出されるとやや低下し、動脈血では **40Torr** 程度になります。

試験に出る語句

ガス分圧
分圧とは、混合気体などの中で個々の物質が占める圧力のこと。気体中でも水中でも同じである。大気の 1 気圧は 760torr である。

血中酸素分圧
血液中に含まれる酸素の分圧のこと。血中ガス分圧を示すときは pressure（プレッシャー）の P をつけ、PO₂ と書く。また動脈血の酸素分圧は PaO₂、静脈血の酸素分圧は PvO₂ である。

キーワード

Torr（トリチェリの略）
「トル」と読む。ものの圧力を示す単位で、mmHg と同じ。1 気圧は 760Torr である。現在では生理学の分野でも Torr が使われるが、血圧については慣習的に mmHg が使われている。

メモ

窒素の分圧
ヒトは窒素を利用しないため、窒素の分圧はどこでも変わらない。肺胞内などの酸素と二酸化炭素のガス分圧の合計が窒素を除く 160Torr にならないのは、水蒸気が混ざるためである。

各部の酸素分圧

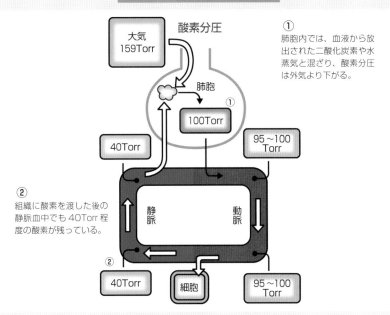

酸素分圧

大気
159Torr

肺胞

100Torr ①

40Torr

95～100
Torr

静脈

動脈

40Torr

細胞

95～100
Torr

①
肺胞内では、血液から放出された二酸化炭素や水蒸気と混ざり、酸素分圧は外気より下がる。

②
組織に酸素を渡した後の静脈血中でも40Torr程度の酸素が残っている。

各部の二酸化炭素分圧

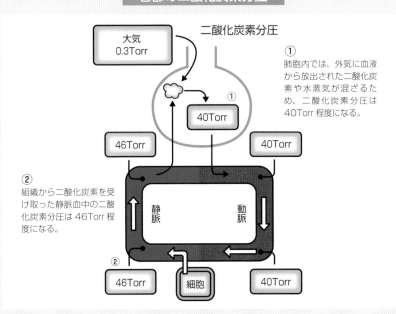

二酸化炭素分圧

大気
0.3Torr

40Torr ①

46Torr

40Torr

静脈

動脈

46Torr

細胞

40Torr

①
肺胞内では、外気に血液から放出された二酸化炭素や水蒸気が混ざるため、二酸化炭素分圧は40Torr程度になる。

②
組織から二酸化炭素を受け取った静脈血中の二酸化炭素分圧は46Torr程度になる。

肺機能

- ●肺機能検査は、肺と気道、呼吸筋が換気を行なう力を測る。
- ●通常の呼吸時と、最大努力での吸気と呼気の様子を測定する。
- ●最大吸気から1秒間で吐き出せる割合を示す1秒率は重要である。

スパイロメーターで換気の様子を計測する

　血液中のガス分圧（P.156参照）は、**外呼吸**と**内呼吸**の機能を総合的に知るための指標です。一方で、どのくらいの空気を吐いたり吸ったりできるか、またはどのくらい勢いよく吐き出すことができるかなど、換気の能力（肺機能）を知ることも大切です。

　肺機能はスパイロメーターで測定します。鼻を器具でつまみ、口にマウスピースをくわえて、自然な呼吸をした後、最大の努力で息を吸い、続けて一気に吐き出します。その様子を示したのが**スパイログラム**です。この検査では**気道の抵抗性**を観察することができます。特に、吐き始めの1秒間で肺活量の何％くらいを吐き出せるかを示す**1秒率**は、気管・気管支の障害の有無を知るために重要な指標になります。

＜スパイログラムから分かること＞

　肺機能検査で分かる量的な指標は以下の通りです。

①肺活量：最大吸気から最大呼気までに吐き出せる量。

②1回換気量：安静呼吸で換気している量。

③予備吸気量：安静吸気位から、さらに吸い込むことができる量。

④予備呼気量：安静呼気位から、さらに吐き出すことができる量。

⑤機能的残気量：安静呼気位で、肺と気道に残っている空気の量。

⑥残気量：最大の努力で息を吐き出しても、肺と気道に残っている空気の量。

試験に出る語句

換気
呼吸運動によって肺に空気が入ったり出たりすること。血液に酸素を取り込む働きは含まない。肺機能検査は換気の能力を測っている。

 キーワード

1秒率
最大の吸気から、できるだけ速く強く吐き出したとき、吐き始めの1秒間に吐き出せた量を1秒量、肺活量に対する1秒量の割合を1秒率という。70％以上が正常。1秒率が低い場合、気道の抵抗が高い可能性が高い。

％肺活量
標準肺活量に対する実測肺活量の割合を％肺活量という。80％以上が正常。肺の膨らみやすさを表している。

メモ

死腔
通常の呼吸時には、1回の呼吸で500mℓ程度の換気を行なっている。そのうちの100mℓほどは咽・喉頭や気管、気管支に入るものの肺胞には届かず、ガス交換に関与していない。これを死腔（しくう）という。

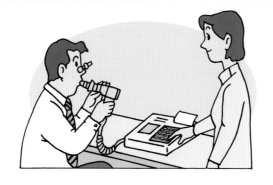

鼻を器具でつまみ、マウスピースをくわえて、指示通りに呼吸を繰り返す。

【スパイログラム】 肺機能検査における吸気と呼気の様子を図示したもの。同じ検査の結果から、吸気や呼気のスピードの変化を図示したフローボリューム曲線を描き、疾患の診断に役立てることがある。

呼吸器系

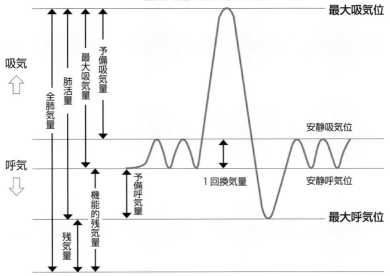

最大吸気位から最大呼気位までを肺活量といい、最大呼気位でも肺や気道に残っている空気を残気量という。

アスリートと肺活量

　アスリートは、一般人に比べて肺活量が多い傾向があります。体格が大きい人が多いのも一因ですが、それだけではなく、呼吸筋が発達しているからです。トレーニングにより、換気のために使われる肋間筋や横隔膜、それを補助する頸部の筋や腹筋群が鍛えられることで、換気の能力が向上するのです。

呼吸の調節

●呼吸運動の指令を出すのは延髄の呼吸中枢である。
●気管支や呼吸筋の状態、血中酸素濃度などが呼吸中枢を刺激する。
●二酸化炭素の排出量を調節することで、体液の酸塩基平衡にかかわる。

基本的な呼吸中枢は延髄にある

　呼吸は自分の意思で止められる随意運動です。とはいえ、普段は吸ったり吐いたりを意識的に行なっているわけではなく、睡眠中でも呼吸が止まることはありません。つまり、呼吸は不随意な運動でもあるわけです。このように呼吸運動は、呼吸筋が、随意運動と反射による不随意運動によってコントロールされています。

　基本的な呼吸の中枢は延髄にあります。呼吸が正常に行なわれているか、酸素が不足していないかなど呼吸の状態を判定するための情報は、気管支の平滑筋にある伸展受容器や呼吸筋にある筋紡錘（P.38参照）、頸動脈や大動脈、延髄にある血中の酸素と二酸化炭素の濃度やpHを感知する化学受容器などから延髄に送られます。延髄は、それらの情報を統合し、呼吸筋を刺激する指令を発しています。

　また橋には呼吸のリズムを調節する中枢があり、延髄から発せられる指令を調整しています。さらに呼吸運動は、感情的な変化や発熱、運動などにともなって、大脳、視床下部、小脳などの影響も受けています。

呼吸は体液の酸塩基平衡にもかかわる

　呼吸は、体液に溶けると酸を生じる二酸化炭素を排出することで、体液の酸塩基平衡（P.130参照）にもかかわっています。例えば体液がアシドーシスになると、呼吸を速くして二酸化炭素をたくさん捨て、体液のpHを上げます。

試験に出る語句

延髄
延髄には呼吸だけでなく、心臓や血圧などの生命活動の中枢がある。呼吸運動は、延髄の上の橋やその上の間脳、視床下部、大脳、小脳などの調節も受ける。

呼吸中枢
延髄にあり、呼吸の運動、すなわち吸って、吐いてという運動の指令を出す中枢。呼吸のリズムの調整は、橋にある呼吸調節中枢が行なうと考えられている。

キーワード

酸塩基平衡
体液のpHは7.35〜7.45の間に維持される。酸塩基平衡は、何らかの理由でpHが変化したとき、それを補正して正常範囲に維持するための働き。血液による緩衝作用や、尿による調節、呼吸による調節がある。

メモ

呼吸と二酸化炭素
呼吸状態が悪く二酸化炭素を十分に排出できないと、二酸化炭素が体液に溶けて生じる酸が増加し、呼吸性アシドーシスになる。逆に興奮などで二酸化炭素を吐き出し過ぎると、体内の酸が減って呼吸性アルカローシスになる。

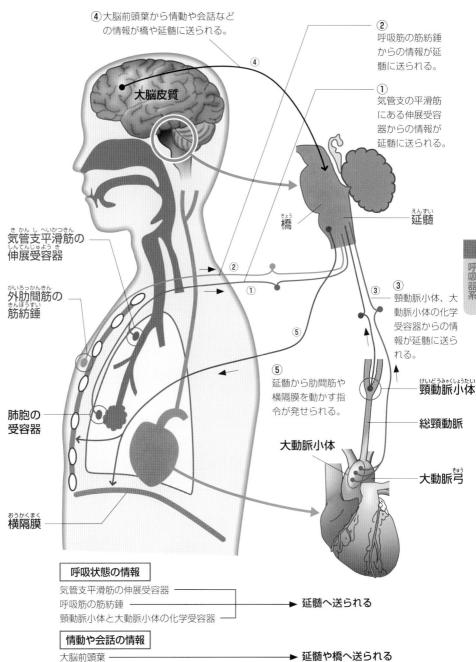

④大脳前頭葉から情動や会話など
の情報が橋や延髄に送られる。

②
呼吸筋の筋紡錘
からの情報が延
髄に送られる。

①
気管支の平滑筋
にある伸展受容
器からの情報が
延髄に送られる。

④

大脳皮質

②

橋(きょう)

延髄(えんずい)

気管支平滑筋の(き かん し へいかつきん)
伸展受容器(しんてんじゅよう き)

外肋間筋の(がいろっかんきん)
筋紡錘(きんぼうすい)

②
①

③
③
頸動脈小体、大
動脈小体の化学
受容器からの情
報が延髄に送ら
れる。

⑤

⑤延髄から肋間筋や
横隔膜を動かす指
令が発せられる。

頸動脈小体(けいどうみゃくしょうたい)

総頸動脈

肺胞の
受容器

大動脈小体

大動脈弓(きゅう)

横隔膜(おうかくまく)

呼吸器系

呼吸状態の情報

気管支平滑筋の伸展受容器 ┐
呼吸筋の筋紡錘   ├──→ **延髄へ送られる**
頸動脈小体と大動脈小体の化学受容器 ┘

情動や会話の情報

大脳前頭葉 ──────────→ **延髄や橋へ送られる**

161

発声の仕組み

●声帯を震わせて出した音を、鼻とのどで共鳴させ、口で言葉にする。
●音の高さは、声帯を緊張させる度合いを変えて調整する。
●声帯の機能は迷走神経の枝の反回神経が支配している

声帯を震わせ音を出し、舌や口唇で言葉にする

　発声は喉頭にある声帯で行ないます。声帯は喉頭にある
ひだで、声帯ひだと、その上の室ひだ（前庭ひだ）で構成
されています。いずれのひだにも芯になる靱帯が入ってい
ます。左右の声帯の間のすき間を声門裂、声帯と声門裂を
合わせて声門といいます。

　呼吸をしているとき、声門は開いています。声を出すと
きは、骨格筋を使って声門を狭め、そこに呼気を通過させ
て声帯を震わせて音を出します。音の高さ（周波数）は、
声門の開き方を変え、声帯ひだの振動数を変化させること
で調節します。

　声帯を震わせて出した音は、喉頭や咽頭、口腔、鼻腔で
共鳴させ、さらに舌や口唇、軟口蓋などを動かすことによっ
て意味のある言葉にします。

　ただし「s」「k」などの摩擦音や、「p」などの破裂音は
声帯の振動は使わずに表現しています。これらの音を無声
音といいます。

声帯の機能は迷走神経の枝が支配している

　声帯の運動や知覚は、第Ⅹ脳神経（P.72参照）の迷走
神経から枝分かれした反回神経が支配しています。反回神
経は、延髄から頸部、胸部へと下行した迷走神経から分か
れ、胸部の大きな血管をくぐるように反転して上行し、喉
頭に分布しています。そのため肺や大動脈などの病気に
よって神経が圧迫されると、声帯がうまく動かなくなって
声がかすれる嗄声が起こることがあります。

喉頭と声帯の構造

喉頭や声帯を後ろから見た図。声帯は
上の室ひだ（前庭ひだ）と下の声帯ひ
だで構成され、左右のひだの間のすき
間を声帯裂という。

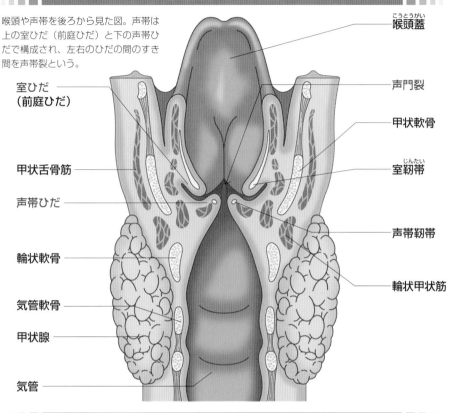

喉頭蓋（こうとうがい）

声門裂

甲状軟骨

室靭帯（じんたい）

声帯靭帯

輪状甲状筋

室ひだ
（前庭ひだ）

甲状舌骨筋

声帯ひだ

輪状軟骨

気管軟骨

甲状腺

気管

呼吸器系

呼吸時と発声時の声帯

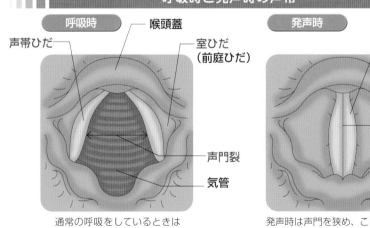

呼吸時　喉頭蓋

声帯ひだ

室ひだ
（前庭ひだ）

声門裂

気管

通常の呼吸をしているときは
声帯は緩み、声門が開いている。

発声時

声帯ひだ

室ひだ
（前庭ひだ）

声門裂

発声時は声門を狭め、ここを通過する
呼気によって声帯ひだを震わせて音を
出す。

163

消化器系

咀嚼と口腔内消化

ポイント

●食べ物が通過する口から肛門までを消化管という。
●口では歯で食べ物を噛んで細かくし、消化しやすくする。
●唾液に含まれるアミラーゼによってでんぷんを麦芽糖にする。

消化器とは

　ヒトは体に必要な栄養素を食べ物を食べることで取り込まなければなりません。そのために働く臓器や器官が**消化器**です。特に食べ物が通過する1本の管である口、咽頭、食道、胃、小腸、大腸は**消化管**と呼ばれます。また消化液を分泌したり、取り込んだ栄養素を貯蔵、加工する働きを持つ**膵臓、胆嚢、肝臓**も消化器です。

食べ物を咀嚼して細かくする

　消化とは、食べ物を栄養素として吸収可能な小さい分子に分解することです。口腔では、歯で噛んで食べ物を細かくする**機械的消化**と、唾液に含まれる消化酵素によって**化学的消化**を行ないます。また、顎関節を動かして、上下の顎骨に埋まっている歯で食べ物を切り、引き裂き、つぶすことを**咀嚼**といいます。咀嚼筋には、**咬筋、側頭筋、内側翼突筋、外側翼突筋**があり、いずれも第Ⅴ脳神経（P.72参照）の**三叉神経**の枝が支配しています。舌は骨格筋の固まりでよく動き、食べ物を噛みたいところに動かします。

唾液の消化酵素で消化する

　三大唾液腺である**耳下腺、舌下腺、顎下腺**から分泌される唾液には、**炭水化物を麦芽糖に分解する**消化酵素のアミラーゼが含まれています。ご飯などを長く噛んでいると甘みを感じるようになるのは、**アミラーゼ**の作用ででんぷんが消化され、味蕾で感知できる程度の小さい分子に分解されるからです。唾液の pH は 6.8 で、中性に近い酸性です。

試験に出る語句

消化管
食べ物が通過する口から肛門までは1本の管。消化管の内部は外界とつながっており、その中には無数の細菌がすんでいる。

消化
食べ物を、吸収可能な分子にまで分解すること。噛んだりつぶしたりして細かくすることを機械的消化、消化酵素によって分解することを化学的消化という。

キーワード

咀嚼筋
上下の歯を噛み合わせたり、口を開けたりする運動をする骨格筋群。内側・外側翼突筋には下顎（かがく）を左右に動かす作用もある。

アミラーゼ
炭水化物を麦芽糖（マルトース）にする。ただし食べ物が口腔内にとどまる時間は短いので、通常はあまり消化は進まない。

メモ

味覚を感知
口腔には、舌などの粘膜にある味蕾で味覚を感知する働きもある（P.104参照）。

口腔の構造と唾液腺

口腔内に食べ物が入ると、その刺激が延髄の唾液分泌中枢に届き、反射によって唾液が分泌される。また、食べ物を見たりにおいをかいだだけで唾液が分泌されるのは、過去の経験や記憶が関係した反射で、これを条件反射という。

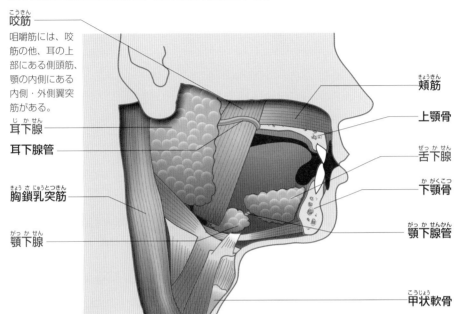

咬筋
咀嚼筋には、咬筋の他、耳の上部にある側頭筋、顎の内側にある内側・外側翼突筋がある。

耳下腺

耳下腺管

胸鎖乳突筋

顎下腺

頬筋

上顎骨

舌下腺

下顎骨

顎下腺管

甲状軟骨

消化器系

永久歯とそれぞれの歯の働き

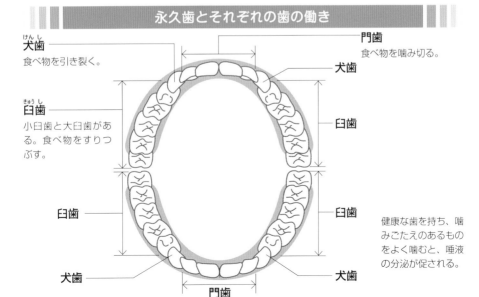

犬歯
食べ物を引き裂く。

臼歯
小臼歯と大臼歯がある。食べ物をすりつぶす。

門歯
食べ物を噛み切る。

犬歯

臼歯

臼歯

臼歯

犬歯

犬歯

門歯

健康な歯を持ち、噛みごたえのあるものをよく噛むと、唾液の分泌が促される。

嚥下の仕組み

●嚥下とは、口腔内で咀嚼したものを飲み込むことである。

●嚥下のプロセスは、口腔相、咽頭相、食道相に分けられる。

●口腔相は意思で行なう随意運動だが、咽頭相からは不随意運動である。

嚥下のプロセスは3段階に分けられる

　歯で細かく砕き、唾液と混ぜてある程度ドロドロになったものを食道に向けて飲み込むことを嚥下といいます。嚥下は、口腔相、咽頭相、食道相という3つのシーンに分けることができます。嚥下において重要なのは、食べ物が食道の前の喉頭から気管に入らないようにすることです。うまく嚥下ができず、食べ物が気道に入ってしまうことを誤嚥といいます。

<嚥下の流れ>

　嚥下は以下のようなプロセスで行なわれます。

①口腔相

　食べ物を舌で咽頭の方に送る動きで、自分の意思で行なう随意運動です。

②咽頭相

　軟口蓋が咽頭後壁につき、鼻腔につながる道をふさぎます。また、舌によって食べ物がさらに奥に送られます。舌骨と甲状軟骨が挙上することで喉頭蓋が後方に倒れ、喉頭をふさいだり、舌と咽頭の壁の動きによって口腔の奥がふさがれます。食べ物は咽頭から食道の方に送られます。

　このプロセスは、食べ物が咽頭に入ったという情報が、延髄と橋にある嚥下中枢に伝わって起こる嚥下反射によって行なわれる不随意な運動です。

③食道相

　食べ物が食道に入り、食道の入り口の部分が閉じます。食道の蠕動運動によって食べ物が胃に送られます。

試験に出る語句

嚥下反射
食べ物が咽頭に触れると、その刺激が延髄と橋の嚥下中枢に送られ、飲み込む動作が起こること。意思ではコントロールできない不随意な運動である。

喉頭蓋
喉頭の前壁につくふた状のもので、食べ物が喉頭に入らないようにする。中には軟骨があり、舌骨や甲状軟骨と靭帯でつながっている。舌骨と甲状軟骨が挙上されると、それにつれて後下方に倒れて喉頭をふさぐ。

キーワード

蠕動運動（P.168参照）
消化管全体にある、内容物を先に送るための運動。虫がはうような動きに見えることから蠕動という。

メモ

誤嚥の危険性
高齢になるなどして嚥下がうまくいかなくなると、食べ物が喉頭から気管に入ってしまう誤嚥を起こす。食べ物といっしょに口腔内の細菌などが気管や気管支に入り、肺炎を起こすものを誤嚥性肺炎という。

嚥下のプロセス

①口腔相(こうくうそう)(随意運動)舌で食べ物を口腔の奥に送る。

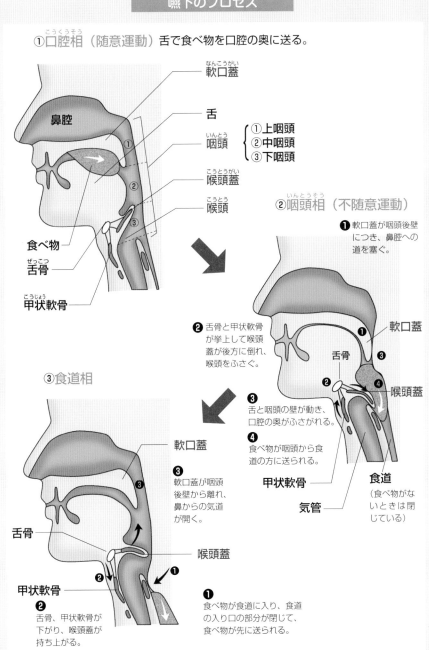

軟口蓋(なんこうがい)

舌

咽頭(いんとう) { ①上咽頭 ②中咽頭 ③下咽頭 }

喉頭蓋(こうとうがい)

喉頭(こうとう)

食べ物

舌骨(ぜっこつ)

甲状軟骨(こうじょう)

②咽頭相(いんとうそう)(不随意運動)

❶ 軟口蓋が咽頭後壁につき、鼻腔への道を塞ぐ。

❷ 舌骨と甲状軟骨が挙上して喉頭蓋が後方に倒れ、喉頭をふさぐ。

❸ 舌と咽頭の壁が動き、口腔の奥がふさがれる。

❹ 食べ物が咽頭から食道の方に送られる。

軟口蓋

舌骨

❸

❷

❹

喉頭蓋

甲状軟骨

気管

食道

(食べ物がないときは閉じている)

③食道相

軟口蓋

❸

❸ 軟口蓋が咽頭後壁から離れ、鼻からの気道が開く。

舌骨

喉頭蓋

甲状軟骨

❷

❷ 舌骨、甲状軟骨が下がり、喉頭蓋が持ち上がる。

❶

❶ 食べ物が食道に入り、食道の入り口の部分が閉じて、食べ物が先に送られる。

消化器系

消化管の運動

- ●消化管は自ら動き、内容物をかき混ぜて、先へと押し進める。
- ●蠕動運動は消化管全体に見られる運動である。
- ●特に小腸では、蠕動運動に加え、分節運動や振子運動も見られる。

逆立ちしても内容物は先に進む

　食道以下の消化管の壁には**平滑筋**があり、自ら動いて内容物を先へ押し進めています。例えば食道は、内容物が通過するだけではなく、内容物を胃の方に進める力を持っています。この働きがあるからこそ、寝たままでも、たとえ逆立ちをしていても、嚥下した物は胃まで運ばれていくのです。

　それらは消化管の運動には、**蠕動運動、分節運動、振子運動**があります。それらは消化管の壁を縦方向に走る**縦走筋**と、輪のように取り巻く**輪状筋**によって行なわれ、内容物を先に進めるとともに、撹拌して押しつぶすことで**機械的消化**を進め、かき混ぜて**化学的消化**を助けます。

＜消化管の運動とその仕組み＞

消化管の運動には以下のようなものがあります。

①**蠕動運動**

・消化管全体に共通して見られる運動。

・内容物の前方の**輪状筋**が弛緩し、後方の**輪状筋**が収縮することで、内容物を先に進める。

②**分節運動**

・主に小腸の**回腸**で盛んな運動。

・**輪状筋**の収縮と弛緩が隣同士の場所で交互に起こる。

③**振子運動**

・主に小腸の**空腸**で盛んな運動。

・**縦走筋**が収縮と弛緩を繰り返す、蛇腹が伸び縮みするような運動。

試験に出る語句

蠕動運動
消化管全体に見られる運動で、虫がはうような動きのこと。内容物の前方が弛緩し、後方が収縮することで、内容物を先に進める。

分節運動
腸の隣同士の部分で収縮と弛緩が交互に起こる。消化液と内容物をよく撹拌するための運動。特に小腸に見られる。

キーワード

空腸と回腸
（P.176 参照）
十二指腸から続く部分で、前半の５分の２が空腸、残りが回腸である。空腸は壁の平滑筋が厚く発達しており、内容物を進めるのが速い。

メモ

消化管のコントロール
消化管の運動は自律神経系によってコントロールされている。副交感神経が働くと促進され、交感神経が働くと抑制される。

蠕動運動

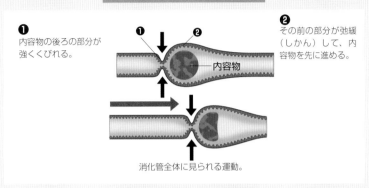

❶ 内容物の後ろの部分が強くくびれる。

❷ その前の部分が弛緩（しかん）して、内容物を先に進める。

内容物

消化管全体に見られる運動。

分節運動

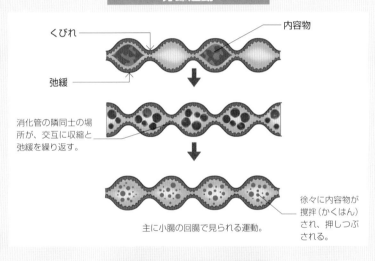

くびれ

内容物

弛緩

消化管の隣同士の場所が、交互に収縮と弛緩を繰り返す。

徐々に内容物が撹拌（かくはん）され、押しつぶされる。

主に小腸の回腸で見られる運動。

振子運動

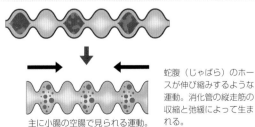

蛇腹（じゃばら）のホースが伸び縮みするような運動。消化管の縦走筋の収縮と弛緩によって生まれる。

主に小腸の空腸で見られる運動。

消化器系

消化器系

胃での消化

ポイント

●食べ物は胃に入ると一定時間とどまり、消化が進められる。
●強い蠕動運動と胃液によって、内容物はドロドロの糜粥になる。
●胃壁は、強い酸とたんぱく質分解酵素から身を守る仕組みを持つ。

強い蠕動運動と消化液で内容物をドロドロにする

　胃は、消化を進めるために内容物が一定時間とどまる袋です。壁には縦走筋と輪状筋だけでなく斜走筋の層が見られ、活発に蠕動運動を行なっています。

　食べ物が胃に入ってくると、強い蠕動運動が起こります。次々に起こる蠕動運動は、内容物を幽門の方向へ送りますが、幽門部が幽門括約筋によって狭くなっているので、ほとんどの内容物は胃の中に押し戻され、胃の中で盛んにかき混ぜられます。そして消化が進んだ内容物は、少しずつ十二指腸に送り出されていきます。

強酸性の胃液と胃壁を守る粘液

　胃壁からは pH2 の酸（塩酸）が分泌されています。この酸はペプシノゲンをたんぱく質分解酵素のペプシンに変化させます。胃に届いた内容物は、酸とペプシンによって殺菌、分解されて、ドロドロの糜粥になります。

　胃の粘膜や壁もたんぱく質ですが、自らが分泌する酸やペプシンによって消化されてしまうことはありません。それは胃粘膜の表面を覆う粘液のおかげです。

　胃液を分泌する穴を胃腺といいます。胃腺の浅い部分には主に粘液を分泌する副細胞が、中間層には酸を分泌する壁細胞が、深いところにはペプシノゲンを分泌する主細胞があります。まず粘液が粘膜の表面を覆い、その上に酸とペプシノゲンが分泌されるため、胃壁が酸や消化酵素で溶かされてしまうことはありません。

試験に出る語句

胃液
1日に 1.2 〜 1.5 ℓ 分泌される。塩酸とペプシノゲンを含む。ペプシノゲンは酸の作用でたんぱく質分解酵素のペプシンになる。

キーワード

糜粥
本来の意味は薄い粥（かゆ）のこと。胃でドロドロになった内容物の性状がこれに似ていることから、糜粥と呼ばれる。

胃の粘液
ムチンという糖たんぱく質で、高分子で粘性が強い物質。胃だけではなくほかの消化管の表面にも分泌されている。オクラや納豆などのネバネバしたものもムチンである。

メモ

胃液の酸
胃液の酸により大半の細菌は死んでしまう。しかし強酸の海の中でも、自身の周りにアルカリ性の物質を出すことで生きられるヘリコバクター・ピロリという細菌がある。この細菌は、胃炎や胃がんなどの発症と関係があると考えられている。

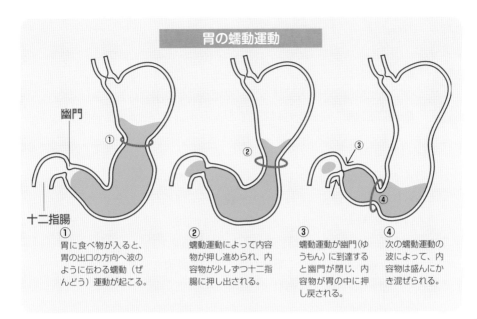

胃の蠕動運動

幽門

十二指腸

① 胃に食べ物が入ると、胃の出口の方向へ波のように伝わる蠕動（ぜんどう）運動が起こる。

② 蠕動運動によって内容物が押し進められ、内容物が少しずつ十二指腸に押し出される。

③ 蠕動運動が幽門（ゆうもん）に到達すると幽門が閉じ、内容物が胃の中に押し戻される。

④ 次の蠕動運動の波によって、内容物が盛んにかき混ぜられる。

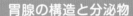

胃腺の構造と分泌物

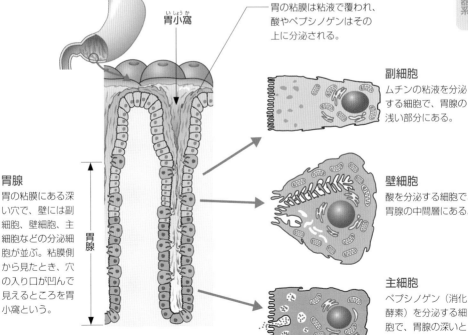

胃小窩（いしょうか）

胃の粘膜は粘液で覆われ、酸やペプシノゲンはその上に分泌される。

副細胞
ムチンの粘液を分泌する細胞で、胃腺の浅い部分にある。

壁細胞
酸を分泌する細胞で、胃腺の中間層にある。

主細胞
ペプシノゲン（消化酵素）を分泌する細胞で、胃腺の深いところにある。

胃腺
胃の粘膜にある深い穴で、壁には副細胞、壁細胞、主細胞などの分泌細胞が並ぶ。粘膜側から見たとき、穴の入り口が凹んで見えるところを胃小窩という。

171

胆嚢と胆汁

●胆嚢は肝臓でつくられる胆汁を一時ためておき、濃縮する袋である。
●胆汁は脂質の吸収を助ける消化液だが、消化酵素は含まない。
●十二指腸壁から分泌されるコレシストキニンが胆汁の分泌を促す。

脂質の消化を助ける胆汁を濃縮する胆嚢

胃で消化されてドロドロになった糜粥は、十二指腸に少しずつ送られ、ここで胆嚢からの胆汁と膵臓からの膵液が混ざります。胆汁（pH7.6〜8.6）と膵液（pH7.1〜8.2）はアルカリ性で、酸性の糜粥を中和する働きを持っています。

胆汁は肝臓の細胞でつくられ、肝内胆管によって集められ、肝臓の下面から出る左右の肝管から1本の総肝管に入ります。十二指腸への出口にある括約筋（オッディ括約筋）が閉じていると、胆汁は胆嚢管から胆嚢に送られ、ここで出番まで待機します。胆汁は、胆嚢にたまっている間に水分が抜かれて濃縮されます。

十二指腸の粘膜に糜粥に含まれる脂質が触れると、十二指腸の壁からコレシストキニン（CCK）という消化管ホルモンが分泌され、これがオッディ括約筋を弛緩させるとともに、胆嚢を収縮させて、胆汁を十二指腸に注ぎます。胆汁は1日に600〜800mℓ分泌されています。

胆汁の成分と働き

胆汁には、胆汁酸、ビリルビン、コレステロール、リン脂質が含まれますが、消化酵素は含まれていません。ビリルビンは、古くなった赤血球を壊して取り出したヘモグロビンを脾臓と肝臓で加工、リサイクルした物質です。

主成分である胆汁酸には界面活性作用があり、ほかの成分とともに脂質の吸収を助けます。脂質を乳化させ、ミセルと呼ばれる粒子にして、膵臓からの膵液に含まれる脂質分解酵素が作用しやすいようにします。

胆汁
肝臓でつくられ、胆嚢で濃縮される。アルカリ性で、胆汁酸、ビリルビン、コレステロールなどを含む。脂質の吸収を助けるが、消化酵素は含まない。

ビリルビン
赤血球に含まれるヘモグロビンが材料。脾臓で古くなった赤血球が壊されると、中のヘモグロビンが取り出され、脾臓と肝臓で加工されてビリルビンになる。

コレシストキニン
消化管から分泌されるホルモンで、パンクレオザイミンとも呼ばれる。十二指腸壁に脂質が付くと分泌され、脳にも存在し、その場合は不安惹起、学習増強、神経保護などの作用を発揮する。

胆石症
コレステロールやビリルビンなどの胆汁の成分が固まって石になり、詰まったり炎症を起こす病気を胆石症という。特に脂質が多い食事の後に、激しい腹痛を起こす。

肝臓、胆嚢、十二指腸の構造

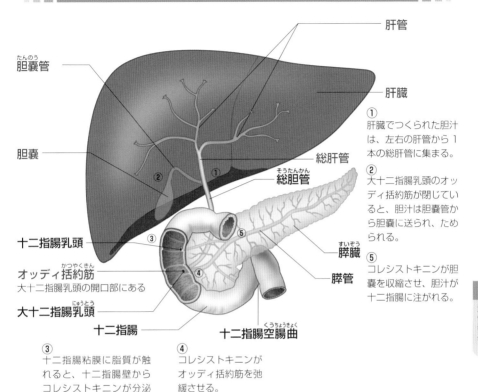

肝管

胆嚢管

肝臓

胆嚢

総肝管

総胆管

十二指腸乳頭

オッディ括約筋
大十二指腸乳頭の開口部にある

大十二指腸乳頭

十二指腸

膵臓

膵管

十二指腸空腸曲

① 肝臓でつくられた胆汁は、左右の肝管から1本の総肝管に集まる。

② 大十二指腸乳頭のオッディ括約筋が閉じていると、胆汁は胆嚢管から胆嚢に送られ、ためられる。

⑤ コレシストキニンが胆嚢を収縮させ、胆汁が十二指腸に注がれる。

③ 十二指腸粘膜に脂質が触れると、十二指腸壁からコレシストキニンが分泌される。

④ コレシストキニンがオッディ括約筋を弛緩させる。

消化器系

胆汁の作用

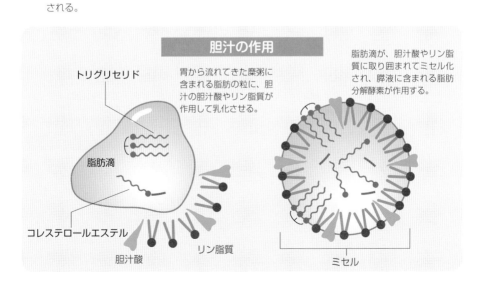

胃から流れてきた糜粥に含まれる脂肪の粒に、胆汁の胆汁酸やリン脂質が作用して乳化させる。

脂肪滴が、胆汁酸やリン脂質に取り囲まれてミセル化され、膵液に含まれる脂肪分解酵素が作用する。

トリグリセリド

脂肪滴

コレステロールエステル

胆汁酸

リン脂質

ミセル

173

消化器系

膵臓と膵液

ポイント

- ●膵臓は強力な消化液である膵液を分泌する外分泌器官である。
- ●膵液には、糖質、たんぱく質、脂質の消化酵素がすべて含まれる。
- ●膵液は、コレシストキニンの作用で十二指腸に注ぎ込まれる。

膵液は強力な消化液である

膵臓は、糖質を分解する酵素、たんぱく質を分解する酵素、脂質を分解する酵素をすべて含む強力な消化液（右ページの表参照）である膵液を分泌しています。膵液はアルカリ性で、胆汁とともに胃から流れてくる酸性の糜粥を中和します。膵液は1日に約**1500㎖**分泌されています。

また膵臓は、血糖値を調節するホルモンを分泌する**内分泌器官**でもあります（P.220参照）。

膵液は、膵臓の90%を占める**腺房**の**腺房細胞**でつくられます。腺房細胞でつくられた消化液は、腺房の中央の空間に分泌され、**導管**によって集められていきます。最終的には膵臓の中心を走る太い**主膵管**に入り、十二指腸に注ぎます。腺房細胞からの膵液の分泌は、十二指腸壁から分泌される**コレシストキニン**（P.172参照）や自律神経系の**副交感神経**によって促されます。

主膵管は胆嚢からの**総胆管**と合流して十二指腸に開口しています。この部分を**大十二指腸乳頭（ファーター乳頭）**といい、出口には**オッディ括約筋**があります。オッディ括約筋は**コレシストキニン**の作用で開きます。また主膵管とは別に、**副膵管**がある場合があります。

膵液を集める導管の壁を構成する細胞は、粘液のムチンと、膵液をアルカリ性にする**重炭酸イオン（HCO$_3^-$）**を分泌します。この分泌は、十二指腸の粘膜に胃から流れてきた糜粥が触れると、十二指腸の壁から分泌される**セクレチン**という消化管ホルモンによって促されます。セクレチンは、肝臓での胆汁の生成を促す作用もあります。

 試験に出る語句

膵液
糖質分解酵素の膵アミラーゼ、たんぱく質分解酵素のトリプシン、キモトリプシンなど、脂質分解酵素の膵リパーゼ、ホスホリパーゼなど、多くの消化酵素を含む。

腺房
腺房細胞が丸く並んだ組織で、中央に空間があり、そこから導管が伸びている。腺房細胞から分泌された膵液は、導管によって集められ、主膵管に入る。

 キーワード

粘液のムチン
腺房の導管の壁を構成する細胞は、粘液のムチンを分泌する。膵液は強力な消化液なので、そのままでは腺房自身や導管の壁をも消化してしまう。粘液は導管の壁表面を覆い、消化液が自らを消化するのを防いでいる。

 メモ

ランゲルハンス島
膵臓でホルモンを分泌しているのは、腺房の中に埋まるように点在するランゲルハンス島（P.220参照）。ランゲルハンス島からは、血糖値を上げるグルカゴンと、血糖値を下げるインスリンが分泌されている。

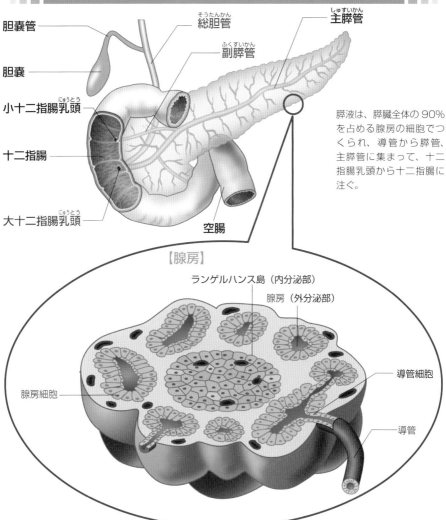

膵臓の構造と腺房

胆嚢管
総胆管（そうたんかん）
主膵管（しゅすいかん）
副膵管（ふくすいかん）
胆嚢
小十二指腸乳頭（にゅうとう）
十二指腸
大十二指腸乳頭（にゅうとう）
空腸

膵液は、膵臓全体の90%を占める腺房の細胞でつくられ、導管から膵管、主膵管に集まって、十二指腸乳頭から十二指腸に注ぐ。

【腺房】

ランゲルハンス島（内分泌部）
腺房（外分泌部）
腺房細胞
導管細胞
導管

●膵液に含まれる主な消化酵素

対象栄養素	消化酵素	作用
糖質	α - アミラーゼ	炭水化物を二糖類や単糖類にする
たんぱく質	トリプシン	たんぱく質をペプチドやアミノ酸にする
	キモトリプシン	
	エラスターゼ	
	カルボキシペプチダーゼ	
脂質	リパーゼ	中性脂肪を脂肪酸とグリセロールにする
	コレステロールエステルヒドラーゼ	コレステロールエステルを脂肪酸とコレステロールにする

小腸での消化と吸収

- ●小腸では、各栄養素が吸収できる段階にまで消化が進む。
- ●小腸の粘膜には絨毛があり、絨毛には吸収上皮細胞が並んでいる。
- ●吸収上皮細胞の表面に生えている微絨毛の表面で栄養素を吸収する。

胆汁と膵液と腸液で最終段階まで消化する

　小腸とは、胃の幽門に続く十二指腸と、胃の下部で急激にカーブする部分から先に続く空腸と回腸のことです。十二指腸を除く小腸の5分の2が空腸、残り5分の3が回腸で、その境目は明らかではありませんが、空腸は平滑筋層が発達していること、回腸には免疫機能を担うパイエル板（P.181 参照）が見られるのが特徴です。

　小腸は栄養素の消化と吸収の中心地です。十二指腸には胆嚢と膵臓から消化液が注がれ、さらに小腸壁からは最終的な消化を行なうための消化酵素を含む消化液（腸液）が分泌されています。

　糖質は単糖類に、たんぱく質はアミノ酸かペプチドにまで分解してから吸収します。脂質は脂肪酸やグリセロールなどに分解して吸収します（P.180 参照）。

吸収上皮細胞が栄養素を吸収する

　小腸の壁の内側にはひだがあり、特に空腸で顕著です。ひだの表面には絨毛がびっしりと並んでいます。絨毛の中には、吸収した栄養素を運ぶ血管とリンパ管が通り、根元には、腸液を分泌する腸腺があります。絨毛の表面には吸収上皮細胞が並んでいて、所々に粘液を分泌する杯細胞が見られます。

　消化が進んだ栄養素は、吸収上皮細胞の表面に生えている細かい微絨毛から吸収上皮細胞の中に吸収され、糖質とアミノ酸は血管に、脂質は主にリンパ管に入り、肝臓などに運ばれていきます。

吸収上皮細胞
栄養吸収細胞とも呼ばれる。絨毛の根元で新しい細胞が誕生し、古い細胞を絨毛の先端に押し上げていく。およそ24時間で絨毛の先端に届くと、腸管内に脱落して役目を終える。

微絨毛
長さは 1μm 程度で、栄養素は微絨毛の表面を覆う細胞膜を通って吸収される。

単糖類
糖質の最小単位。グルコース（ブドウ糖）、ガラクトース、フルクトース（果糖）がある。

アミノ酸、ペプチド
アミノ酸はたんぱく質を構成する最小単位。ペプチドはアミノ酸が2つ以上つながったもの。

小腸の通過時間
小腸の内容物の通過時間は、3〜5時間程度といわれる。

空腸
空腸という名称の由来は、解剖時に空になっていることが多いから。空腸の壁は平滑筋が発達しており運動が活発なため、内容物が通過する速度が速い。

小腸の粘膜の構造

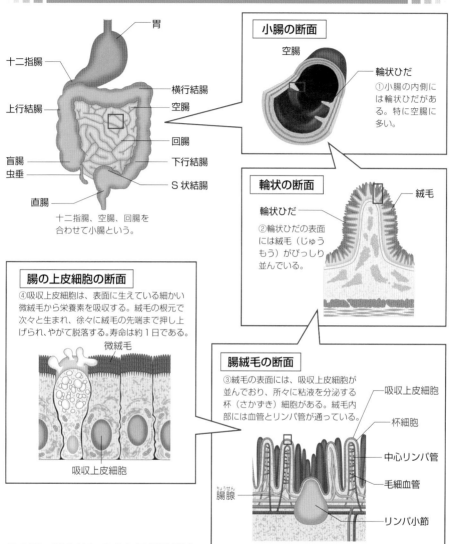

小腸の断面

空腸

輪状ひだ
①小腸の内側には輪状ひだがある。特に空腸に多い。

輪状の断面

絨毛

輪状ひだ
②輪状ひだの表面には絨毛（じゅうもう）がびっしり並んでいる。

胃
十二指腸
上行結腸
盲腸
虫垂
直腸
横行結腸
空腸
回腸
下行結腸
S状結腸

十二指腸、空腸、回腸を合わせて小腸という。

腸の上皮細胞の断面
④吸収上皮細胞は、表面に生えている細かい微絨毛から栄養素を吸収する。絨毛の根元で次々と生まれ、徐々に絨毛の先端まで押し上げられ、やがて脱落する。寿命は約1日である。

微絨毛

吸収上皮細胞

腸絨毛の断面
③絨毛の表面には、吸収上皮細胞が並んでおり、所々に粘液を分泌する杯（さかずき）細胞がある。絨毛内部には血管とリンパ管が通っている。

吸収上皮細胞
杯細胞
中心リンパ管
毛細血管
腸腺（ちょうせん）
リンパ小節

●小腸の消化液に含まれる消化酵素

対象栄養素	消化酵素	作用
糖質	スクラーゼ	スクロース（ショ糖）をグルコース（ブドウ糖）とフルクトース（果糖）にする
	マルターゼ	マルトース（麦芽糖）をグルコース（ブドウ糖）にする
	ラクターゼ	ラクトース（乳糖）をグルコース（ブドウ糖）とガラクトースにする
たんぱく質	アミノペプチダーゼ	ポリペプチドをペプチドかアミノ酸にする
	ジペプチダーゼ	ジペプチドをアミノ酸にする

※脂質の分解酵素については、膵液（すいえき）のリパーゼが小腸でも働く。

消化器系

各栄養素の吸収

- 糖質は、小腸で単糖類にされてから吸収され、肝臓に送られる。
- たんぱく質は、小腸でアミノ酸かジペプチドの状態で吸収される。
- 脂質は、吸収されるとカイロミクロンに合成され、リンパ管に入る。

糖質の吸収

　糖質は炭水化物ともいいます。**グルコース（ブドウ糖）**や**フルクトース（果糖）**など糖としての基本的な構造を持つものを**単糖類**、単糖類が2つつながったものを**二糖類**、さらにたくさんの糖がつながったものを**多糖類**といいます。多糖類には、**炭水化物、グリコーゲン、セルロース、キチン、ヒアルロン酸**などがありますが、ヒトが消化できるのは**炭水化物とグリコーゲン**です。

　糖質は、**唾液や膵液中のアミラーゼ**によって2～5個程度の糖がつながったものになります。そしてそれらは、小腸の**吸収上皮細胞の細胞膜**の上で消化酵素によって切断され、**単糖類**になります。単糖類になった糖質はすみやかに吸収上皮細胞に吸収され、細胞内を通過し、絨毛の中の組織液（間質）に出ます。そしてそれが拡散の作用によって**血管**に取り込まれ、**肝臓**へと送られます。

たんぱく質の吸収

　たんぱく質はアミノ酸がたくさんつながったものです。肉や魚、大豆などに含まれるたんぱく質は、胃液中の**ペプシン**や膵液中の**トリプシン**などの消化酵素によってつながりが切断され、徐々に小さい分子になっていきます。そして小腸で、**アミノペプチダーゼ**などによって、単体のアミノ酸か、アミノ酸が2つつながった**ジペプチド**にされ、吸収上皮細胞に吸収されます。さらにジペプチドは細胞内で単体のアミノ酸になり、アミノ酸は絨毛の中を通る**血管**に取り込まれ、**肝臓**に送られます。

糖質が吸収される仕組み

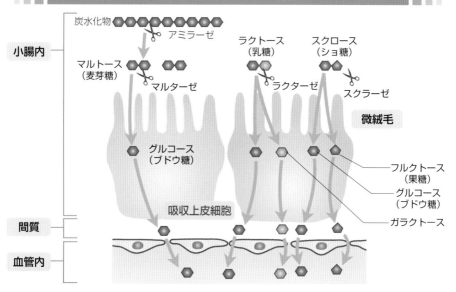

- 小腸内
- 間質
- 血管内

炭水化物　アミラーゼ
マルトース（麦芽糖）　マルターゼ
ラクトース（乳糖）　ラクターゼ
スクロース（ショ糖）　スクラーゼ
微絨毛
グルコース（ブドウ糖）
吸収上皮細胞
フルクトース（果糖）
グルコース（ブドウ糖）
ガラクトース

たんぱく質が吸収される仕組み

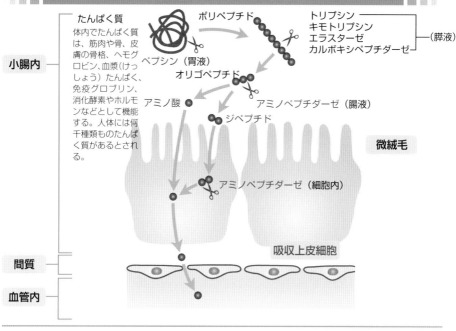

- 小腸内
- 間質
- 血管内

たんぱく質
体内でたんぱく質は、筋肉や骨、皮膚の骨格、ヘモグロビン、血漿（けっしょう）たんぱく、免疫グロブリン、消化酵素やホルモンなどとして機能する。人体には何千種類ものたんぱく質があるとされる。

ポリペプチド　ペプシン（胃液）
トリプシン
キモトリプシン
エラスターゼ
カルボキシペプチダーゼ
（膵液）
オリゴペプチド
アミノ酸
アミノペプチダーゼ（腸液）
ジペプチド
アミノペプチダーゼ（細胞内）
微絨毛
吸収上皮細胞

●アミノ酸の種類（◆：必須アミノ酸、◇：成長期に必須）

アラニン、◆ロイシン、プロリン、◆トリプトファン、◆バリン、◆イソロイシン、◆フェニルアラニン、◆メチオニン、グリシン、◆スレオニン（またはトレオニン）、チロシン、グルタミン、セリン、システイン、アスパラギン、アスパラギン酸、グルタミン酸、◆リシン、◇アルギニン、◆ヒスチジン

脂質の吸収

　脂質とは、水には溶けず、エーテルなどに溶ける性質を持つ有機化合物のことです。食べ物に含まれる脂質の大半は**中性脂肪**で、ほかに**コレステロール**などがあります。

　十二指腸で、糜粥（びじゅく）に含まれる油滴を胆汁がミセル化（P.172 参照）すると、膵液（すいえき）のリパーゼがミセルに作用し、脂質を脂肪酸やグリセロールなどに分解します。

　分解された物質は吸収上皮細胞に吸収され、一部の物質が絨毛（じゅうもう）の血管に入り、肝臓に送られます。また、脂肪酸やコレステロールなど多くの物質は、吸収上皮細胞の中で**アポたんぱくとともにカイロミクロン**という粒子に合成され、絨毛の中を通る**リンパ管**（P.124 参照）に入ります。

試験に出る語句

中性脂肪
食べ物に含まれる脂質の大半は中性脂肪である。中性脂肪は、グリセロールと3つの脂肪酸が結合したもの。

乳ビ
小腸で吸収された脂質はカイロミクロンとしてリンパ管に入る。カイロミクロンが混ざったリンパ液は白く濁って見え、これを乳ビという。腹部リンパ管のやや太くなった部分にはこの乳ビが集まるため、これを乳ビ槽という（P.124 参照）。

脂質が吸収される仕組み

吸収上皮細胞の中にあるゴルジ体で、カイロミクロンに合成され、それがリンパ管に入る。

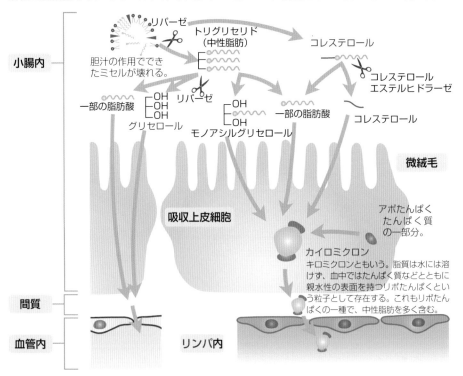

小腸内

リパーゼ

胆汁の作用でできたミセルが壊れる。

トリグリセリド（中性脂肪）

コレステロール

コレステロールエステルヒドラーゼ

一部の脂肪酸

OH
OH
OH
グリセロール

リパーゼ

OH
OH
モノアシルグリセロール

一部の脂肪酸

コレステロール

微絨毛

吸収上皮細胞

アポたんぱくたんぱく質の一部分。

カイロミクロン
キロミクロンともいう。脂質は水には溶けず、血中ではたんぱく質などとともに親水性の表面を持つリポたんぱくという粒子として存在する。これもリポたんぱくの一種で、中性脂肪を多く含む。

間質

血管内

リンパ内

消化管の免疫機能

消化器系

- ●外界と通じている消化管は、細菌などの攻撃にさらされている。
- ●消化管の粘膜には、リンパ球の集まりであるリンパ小節がある。
- ●回腸にはリンパ小節が集まったパイエル板がある。

消化管は免疫機能を持つ

　外界と通じている消化管の中には、飲食物だけでなく細菌やウイルスなどさまざまなものが通過します。また消化管の粘膜の表面積は皮膚より圧倒的に広く、外界からの攻撃をより受けやすいといえます。そのため消化管の粘膜には、その攻撃に備える**免疫**の仕組みがあります。

　消化管の粘膜の中には、リンパ球が集まった**リンパ小節**が点在しています。特に扁桃や小腸の回腸にはリンパ小節が集まった**パイエル板**という構造が見られます。粘膜の細胞が侵入した細菌などを抗原として認識すると、リンパ小節にあるリンパ球の**B細胞**が**形質細胞**に変化し（P.142参照）、**抗体**を放出して、抗原を排除します。

回腸壁のパイエル板

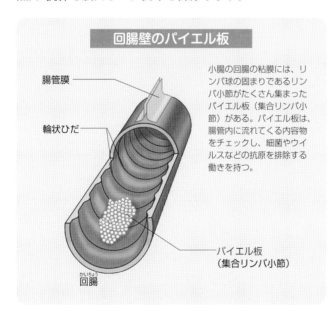

腸管膜

輪状ひだ

パイエル板
（集合リンパ小節）

回腸

小腸の回腸の粘膜には、リンパ球の固まりであるリンパ小節がたくさん集まったパイエル板（集合リンパ小節）がある。パイエル板は、腸管内に流れてくる内容物をチェックし、細菌やウイルスなどの抗原を排除する働きを持つ。

リンパ小節
リンパ球が集まったもの。小型のリンパ節といえるが、リンパ節のように輸入・輸出リンパ管は持たない。消化管の粘膜の中だけでなく、気管支や泌尿器にも見られる。

パイエル板
扁桃や回腸にあるリンパ小節が集まった構造。集合リンパ小節ともいう。粘膜上に盛り上がって見える。

抗体
（リンパ球の）B細胞が放出する物質で、免疫グロブリンのこと。腸管粘膜のリンパ小節から分泌されるのは二重体IgAと呼ばれる物質で、粘液とともに抗原の侵入を防いでいる。

免疫寛容
消化管の免疫機能は、腸内に常在する有益な細菌や、体に必要なたんぱく質に対しては、それらを排除しないようにする働きを持っている。これを免疫寛容という。

181

大腸の働き

ポイント
- 回腸が盲腸に入る回盲部は弁の構造をつくり、逆流を防いでいる。
- 大腸の働きは、便をつくることと、排便することである。
- 大腸にいる腸内細菌は、脂肪酸やある種のビタミンの供給源である。

吸収が済んだ残りから水分を抜いて便にする

　大腸とは、小腸に続く**盲腸**、**上行結腸**、**横行結腸**、**下行結腸**、**S状結腸**、**直腸**のことです。大腸の働きは、小腸で栄養素の吸収が済んだ内容物から水を抜き、ある程度形のある**便**にすることと、その便を**排泄**することです。

　小腸の回腸が右下腹部で大腸につながる部分を**回盲部**といいます。回盲部は回腸が突き刺さるように入り込んでおり、これが弁の働きをして内容物が逆流しないようになっています。大腸の粘膜には小腸のような絨毛はなく、水分やミネラルを吸収する細胞と、粘液を分泌する細胞が並んでいます。

　回盲部から大腸に入った内容物はまだドロドロの液状です。それが大腸をゆっくりと進む間に徐々に水分が抜かれ、半液状、粥状、半粥状と変化し、下行結腸を通過するころには通常の形のある便になります。便はS状結腸に一時とどまったのち、少しずつ直腸に送られていきます。そして直腸に一定以上の便がたまると、これが**排便反射**（P.184参照）の引き金になります。

　大腸には膨大な数の**腸内細菌**がいます。便の3分の1程度が腸内細菌の死骸といわれています。ある腸内細菌は、小腸で消化できなかった食物繊維のセルロースを分解して脂肪酸に変えます。脂肪酸は大腸粘膜から吸収され、エネルギー源として利用されます。また腸内細菌は、ビタミンB群やビタミンKをつくります。ビタミンKは一部の**血液凝固因子**（P.138参照）を合成するときに必要なビタミンで、腸内細菌が重要な供給源なのです。

試験に出る語句

回盲部
回腸が大腸の盲腸に突っ込むようにしてつながっている部分。弁のような構造になっていて、内容物の逆流を防いでいるため、その部分を回盲弁という。

腸内細菌
腸内にいてヒトと共存している細菌で、ヒトに有益な乳酸菌などの善玉菌、悪影響を及ぼすことがある大腸菌などの悪玉菌のほか、ときによって善玉にも悪玉にもなる菌もいる。

キーワード

便
食べた物を消化吸収した残りから水分を抜いたものに、大腸粘膜から分泌される粘液や腸内細菌の死骸、消化管内で脱落した細胞などが混ざったもの。

食物繊維
ヒトが消化吸収できない多糖類などのこと。便の量や水分量を増やし、便秘予防などに役立つとされる。

メモ

大腸の通過時間
大腸を内容物が通過するのにかかる時間は、10時間から数日である。

大腸の構造と便の形成

液状の内容物が、10時間から数日かけて大腸を通過する間に水分が抜かれ、固形の便になる。

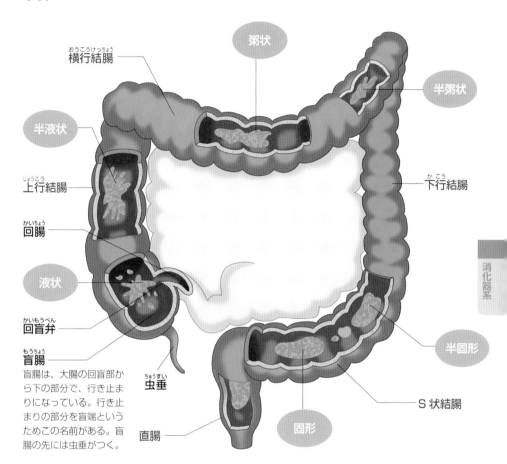

横行結腸
おうこうけっちょう

粥状

半粥状

半液状

上行結腸
じょうこう

下行結腸
か こう

回腸
かいちょう

液状

回盲弁
かいもうべん

盲腸
もうちょう

盲腸は、大腸の回盲部から下の部分で、行き止まりになっている。行き止まりの部分を盲端というためこの名前がある。盲腸の先には虫垂がつく。

虫垂
ちゅうすい

直腸

固形

半固形

S状結腸

消化器系

Athletics Column

食後に走るとお腹が痛くなるのはなぜ？

　食事のすぐ後に走ると横っ腹が痛くなることがあります。それは、食後で消化管にたくさんの血液が必要なのに、運動によって骨格筋に血液が取られ、消化管への血流が減って酸素不足になるためという説が有名です。食べ物で充満した胃が運動によって揺さぶられ、引っ張られるなどして痛むという説や、走ることで大腸のガスが大腸上部に集まり、周囲の神経を刺激して痛みが生じるという説もあります。

消化器系 # 排便のメカニズム

ポイント
- ●直腸に便がたまることが、排便のプロセスの引き金になる。
- ●無意識に起こる排便反射と意思で排便する行動によって排便される。
- ●特に朝食後は胃・結腸反射によって排便反射が起こりやすい。

直腸に便がたまることが排便の引き金になる

　大腸でつくられた便はS状結腸で少しとどまり、蠕動運動によって徐々に直腸に送られます。直腸にある程度の便がたまり、直腸の壁が引き伸ばされると、これが排便のプロセスの引き金になります。排便は、意思とは関係なく起こる排便反射と、自分の意思でトイレに行き排便する行動という2つのプロセスによって行なわれます。

<排便反射と排便の仕組み>

　排便は次のようなプロセスで行なわれます。

①直腸に便がたまり、直腸の壁が伸展されたという刺激が骨盤内臓神経の求心線維によって仙髄に伝わる。

②仙髄で排便反射が起こり、骨盤内臓神経の副交感神経の線維によって、直腸に蠕動運動が起こる。同時に意思とは関係なく内肛門括約筋が弛緩する。

③直腸が伸展されたという刺激が大脳皮質に届き、便意が起こる。

④排便が可能なときは、自分の意思でトイレに行き、随意筋である外肛門括約筋を開き、腹圧をかけて排便する。排便できないときは、外肛門括約筋を締めてがまんする。外肛門括約筋の調節は陰部神経によって行なわれる。

排便反射は朝食後に起こりやすい

　胃に食べ物が入ると、胃・結腸反射が起き、下行結腸とS状結腸に強い蠕動運動が起こって便が一気に直腸に送り込まれます。空の胃に食べ物が入る朝食後は胃・結腸反射が起こりやすいため、排便反射も起こりやすいのです。

試験に出る語句

排便反射
直腸にある程度の便がたまり、直腸壁が伸展されると、その情報が仙髄に伝わって起こる反射。直腸壁に蠕動運動が起き、内肛門括約筋が開く。

胃・結腸反射
胃に食物が入ると、下行結腸やS状結腸に蠕動が起こる反射。特に、空の状態の胃に食べ物が入る朝食後に起こりやすい。この反射によって便が直腸に一気に送り込まれるため、直腸が強く刺激され、排便反射も起こりやすい。

キーワード

内肛門括約筋、外肛門括約筋
肛門の周囲を囲むように位置する括約筋。内肛門括約筋は不随意筋で、自律神経系に支配されている。外肛門括約筋は随意筋で、自分の意思で開閉できる。我慢するときは収縮させ、排便するときはゆるませる。

メモ

便秘
直腸の蠕動運動は、自律神経系の交感神経で抑制され、副交感神経で促進される。よってストレスがかかるなどの交感神経が優位のときは、便秘になりやすい。

直腸の構造と排便に関する神経インパルスの伝達

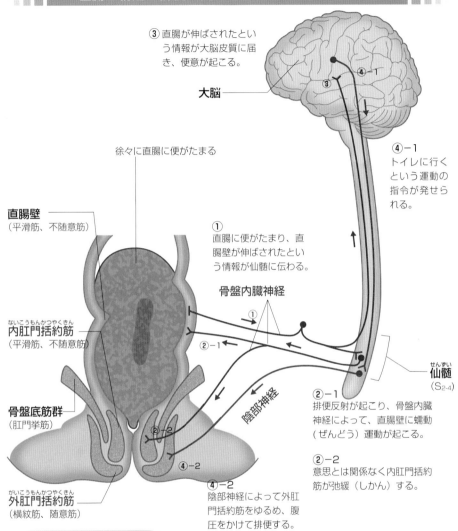

③ 直腸が伸ばされたという情報が大脳皮質に届き、便意が起こる。

大脳

徐々に直腸に便がたまる

直腸壁
（平滑筋、不随意筋）

① 直腸に便がたまり、直腸壁が伸ばされたという情報が仙髄に伝わる。

骨盤内臓神経

④-1 トイレに行くという運動の指令が発せられる。

ないこうもんかつやくきん
内肛門括約筋
（平滑筋、不随意筋）

骨盤底筋群
（肛門挙筋）

陰部神経

せんずい
仙髄
（S₂₋₄）

②-1 排便反射が起こり、骨盤内臓神経によって、直腸壁に蠕動（ぜんどう）運動が起こる。

②-2 意思とは関係なく内肛門括約筋が弛緩（しかん）する。

がいこうもんかつやくきん
外肛門括約筋
（横紋筋、随意筋）

④-2 陰部神経によって外肛門括約筋をゆるめ、腹圧をかけて排便する。

消化器系

Athletics Column

便秘の予防には適度な運動が効果的

　便秘とは、便が硬く出にくい、毎日出ないといった状態のことです。ストレスなどで大腸が緊張して便が先に送れなくなるタイプ、つい便意を我慢して直腸に便が停滞してしまうタイプ、筋力や腹圧の低下、運動不足などで大腸が弛緩して起こるタイプがあります。適度な運動は、腸を物理的に刺激し、副交感神経を刺激して腸の動きを促すとともに、全身の血行を促進して筋力も高めることができ、便秘予防に効果的です。

185

消化器系

肝臓の働き

ポイント

●肝臓は三大栄養素の代謝や、ビタミン、鉄の貯蔵などを行なう。
●肝臓は取り込んだ有害物質や薬物の代謝・解毒を行なう。
●胆汁や血液凝固因子をつくり、免疫にもかかわる。

肝臓の働きは多岐にわたる

　肝臓は化学工場に例えられます。小腸で吸収した栄養素の多くは、門脈と呼ばれる血管によって肝臓に集められ、貯蔵、加工されます。そのため肝臓は消化器系に分類されますが、大量に集まる血液をチェックする免疫の機能や、血液の成分を調整する働きも持っています。

＜肝臓の働き＞

①三大栄養素の代謝

・グリコーゲンを貯蔵、必要時に糖を放出する。
・アミノ酸からたんぱく質を合成する。
・リポたんぱくやコレステロールなどを合成する。

②薬物や毒物の代謝と解毒

・治療のための薬や、摂取してしまった有害物質、アルコールなどを分解、解毒する。

③ビタミンや鉄の貯蔵

・ビタミン A、D、B_{12} や、鉄を貯蔵する。

④胆汁の生成

・胆汁酸を合成し、ヘモグロビンを代謝したビリルビンなどとともに胆汁をつくり分泌する。

⑤血液凝固因子の生成

・フィブリノゲンなどの血液凝固因子を合成する。

⑥循環血液量の調節

・肝臓には大量の血液が流れており、循環血液量を調節するためのプールとなっている。

⑦免疫機能

・マクロファージや NK 細胞などが免疫機能を担う。

試験に出る語句

門脈
小腸で吸収した栄養を肝臓に送る血管で、動脈→毛細血管→静脈になった血管がもう一度毛細血管網をつくる。肝門部から入る。一般に門脈というときは肝門脈を指す。門脈は下垂体（かすいたい・P.212 参照）にもある。

グリコーゲン
ブドウ糖をたくさんつなげたもの。小腸で吸収したグルコース（ブドウ糖）は肝臓に運ばれ、グリコーゲンにして貯蔵される。空腹時やストレス時などには、グリコーゲンを分解してグルコース（ブドウ糖）を血中に放出する。グリコーゲンは骨格筋にもある。

キーワード

三大栄養素
（P.188 参照）
糖質、たんぱく質、脂質のことで、体をつくり、体のエネルギー源となる。

メモ

細菌を排除する
肝臓には、マクロファージや NK 細胞の仲間がいて、腸から侵入した細菌を排除したり、がん細胞を処理したりして、細菌やがん細胞などが全身に回ってしまうのを防いでいる。

①三大栄養素の代謝

・グルコース（ブドウ糖）を
グリコーゲンにして貯蔵し、
必要なときにグリコーゲン
を分解してグルコースを放
出する

・アミノ酸からたんぱく質を
合成する

・リポたんぱくやコレステロー
ルなどを合成する

②代謝と解毒

薬物や有害物質、アルコール
などを分解、解毒する

③貯蔵

ビタミン A、D、B₁₂ や鉄を
貯蔵する

④胆汁の生成

胆汁酸を合成し、ヘモグロ
ビンを代謝したビリルビン
などとともに胆汁をつくる

⑤血液凝固因子の生成

フィブリノゲンなどの血液
凝固因子を合成する

⑥循環血液量の調節

血液をプールし、循環血液
量を調節する

⑦免疫機能

マクロファージや NK 細胞な
どによって免疫機能を担う

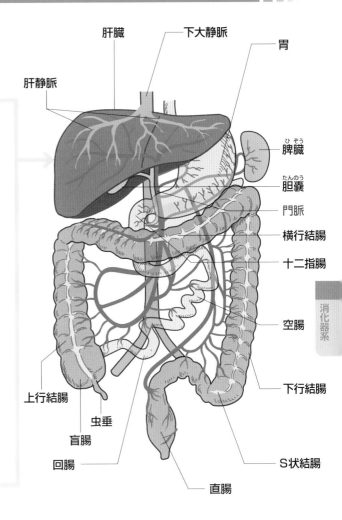

肝臓　下大静脈　胃

肝静脈

脾臓（ひ ぞう）

胆嚢（たんのう）

門脈

横行結腸

十二指腸

消化器系

空腸

下行結腸

上行結腸

虫垂

盲腸

回腸

S状結腸

直腸

Athletics Column

運動と肝臓の健康

　運動不足と食べ過ぎによって余ったエネルギーは脂肪に変換され、皮下脂肪だけでな
く肝臓にもたまります。それが脂肪肝です。脂肪肝が進行すると元通りに治ることはな
く肝硬変になることもあるので、積極的に体を動かす習慣をつけてエネルギーを消費し、
予防・改善することが大切です。ただし肝臓の障害がある程度進んだ場合は、肝臓への
血流を充分に確保するために安静が必要で、運動は禁忌となります。

栄養と代謝

栄養素とは

ポイント

●ヒトは、生命に必要な物質を食事として摂取する必要がある。
●糖質、たんぱく質、脂質を三大栄養素といい、ビタミンとミネラルを加えて五大栄養素、さらに食物繊維を加えて六大栄養素という。

三大・五大・六大栄養素

　ヒトは植物ではないので、生命を維持するために必要な物質は食べることで摂取しなければなりません。その摂取すべき物質が**栄養素**です。

　生命活動のエネルギー源となり、骨や筋、内臓など体の構造物の原料として必要なのは、**糖質**（P.192 参照）、**たんぱく質**（P.194 参照）、**脂質**（P.196 参照）で、これらを三大栄養素といいます。**三大栄養素**は、それぞれ食品として1日数十～数百グラムの量を摂取する必要があるだけでなく、健康を維持するにはそれぞれのバランスも大切です。

　一方、摂取量はミリグラムやマイクログラムの単位でよいものの、必ず摂取しなければならない物質に**ビタミン**と**ミネラル**があります。三大栄養素とビタミン、ミネラルを合わせて**五大栄養素**といいます。ビタミンとは代謝を助ける働きを持つ有機物のことで、A、B群、C、D、Eなどがあります。ヒトは自分の体でビタミンを合成できないので、食事で摂取する必要があります。ミネラルは**無機物**ともいい、骨や歯、ホルモンなどの材料になるほか、神経や筋肉の情報伝達や血液凝固などさまざまな機能に必要です。ヒトの場合、カルシウム、鉄、リン、カリウム、ナトリウム、マグネシウム、亜鉛、銅、ヨウ素などを摂取しなければなりません。

　五大栄養素に**食物繊維**を加え、**六大栄養素**と呼ぶことがあります。食物繊維とは、主にヒトが消化できない**多糖類**のことです。食物繊維には腸の機能を整え、糖や脂質の吸収を調整するなどの働きがあります。

試験に出る語句

ビタミン
A、D、Eなどの脂溶性ビタミンと、B群（8種類）、Cなどの水溶性ビタミンに分類される。ヒトでは13種類が確認されている。

ミネラル
人体を構成する元素のうち、酸素、炭素、水素、窒素を除くもののこと。ミネラルの必要量全体に占める量は少ないが重要な鉄、マンガン、ヨウ素などをミクロミネラル（微量元素）という。

キーワード

有機物、無機物
有機物は炭素原子を基本的な骨格に含む化合物のこと。ただし二酸化炭素などの単純な化合物は除く。もとは「生体がつくる化合物」という定義だったが、現在では人工的に合成できるものもあり、この定義は使われない。

メモ

食事摂取基準
ヒトが健康を維持するために摂取すべき各栄養素の量は、『日本人の食事摂取基準』として厚生労働省が示しており、定期的に改訂されている。

栄養素	働き	主な食品
糖質	体のエネルギーとなる	ご飯、パン、パスタ、うどん、砂糖、いもなど
脂質		植物油、バター、ラード、マヨネーズ、マーガリンなど
たんぱく質	体をつくる	肉、魚、卵、大豆、大豆製品など
ビタミン	体の調子を整える	野菜（淡色野菜、緑黄色野菜）、海藻、果物など。肉や魚などにも含まれる
ミネラル		
食物繊維	消化されない	野菜、海藻、キノコなど

三大栄養素（糖質・脂質・たんぱく質）

五大栄養素（糖質・脂質・たんぱく質・ビタミン・ミネラル）

六大栄養素（糖質・脂質・たんぱく質・ビタミン・ミネラル・食物繊維）

栄養と代謝

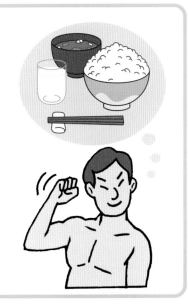

Athletics Column

アスリートの食事の基本

　マラソンなど持久力系スポーツの選手は糖質やビタミンB群、鉄などを、ウエイトリフティングや投てきなど大きな筋力を必要とする種目の選手はたんぱく質を多く摂るとよいといわれます。しかし、そのために特定の食材だけを食べ続けたり、サプリメントだけで栄養を摂るような食生活をすると、結局は栄養が偏って体の不調を招きます。アスリートもまずは栄養のバランスが良い献立や基本的な食事の仕方を身につけることが大切です。基本を身につけておけば、トレーニング期、回復期などの栄養素の調節や、遠征時の料理の選び方などにも困らなくなるでしょう。

189

栄養と
代謝

エネルギー代謝

ポイント
●栄養素を分解しエネルギーを取り出すことをエネルギー代謝という。
●エネルギー代謝のプロセスには、酸素を使わず少量のエネルギーを得る
解糖系と、酸素を使い大量のエネルギーを得る TCA 回路がある。

エネルギー代謝とは

　摂取した栄養素を、体内で分解（異化（いか））したり、それを原料に体に必要な物質を合成（同化（どうか））したりすることを代謝といいます。特に、栄養素を分解して生きるために必要なエネルギーを取り出す代謝のプロセスはエネルギー代謝といいます。

解糖系と TCA 回路

　ヒトはすべての生命活動に必要なエネルギーを、糖質や脂質などを異化し、ATP（アデノシン三リン酸）をつくることで取り出しています。ATP はアデノシンに 3 つのリン酸が結合した物質で、ATP からリン酸を 1 つ切り離すと、その結合部分から大きなエネルギーを取り出すことができるのです。ATP をつくるためのエネルギー代謝のプロセスには、酸素を使わない無酸素性解糖（かいとう）と、酸素を使う有酸素性解糖があります。

　無酸素性解糖は解糖系とも呼ばれます。グルコース（ブドウ糖）をピルビン酸に分解するプロセスで、すぐにエネルギーが得られるものの、取り出せる ATP は少量です。有酸素性解糖のプロセスは TCA 回路（かいろ）で行なわれ、燃料となる物質を次々に酸化することで大量の ATP をつくります。酸化の反応が回転するように進むため、回路と呼ばれます。

　解糖系と TCA 回路は主にグルコース（ブドウ糖）を燃料としていますが、たんぱく質や脂質も解糖系や TCA 回路で使える物質に変換することで、燃料として利用することができます。

試験に出る語句

無酸素性解糖
解糖系、または単に解糖ということもある。グルコース（ブドウ糖）を酸素を使わずにピルビン酸まで分解し、少量の ATP を得るプロセス。すぐにエネルギーが得られる利点がある。

TCA 回路
酸素を使ってエネルギーを取り出すプロセスで、得られる ATP の量が多い。反応が回転するために回路と呼ばれ、反応がクエン酸から始まるためクエン酸回路とも呼ばれる。

キーワード

TCA
トリカルボン酸回路（tricarboxy-lic acid cycle）の略（クレブス回路とも呼ばれる）で、3 つのカルボキシル基を持つ有機酸という意味である。クエン酸はトリカルボン酸の一種。

メモ

無酸素運動
短時間の強い運動には、主に無酸素性解糖で得られるエネルギーを利用するため無酸素運動と呼ばれる。弱い運動を長く続けるときは有酸素性解糖で得られるエネルギーを使うため、有酸素運動と呼ばれる（P.40参照）。

解糖系と TCA 回路

1 分子のグルコース（ブドウ糖）からは、解糖系で2分子、ピルビン酸から後の TCA 回路を含むプロセスで 36 分子、合わせて 38 分子の ATP ができる。

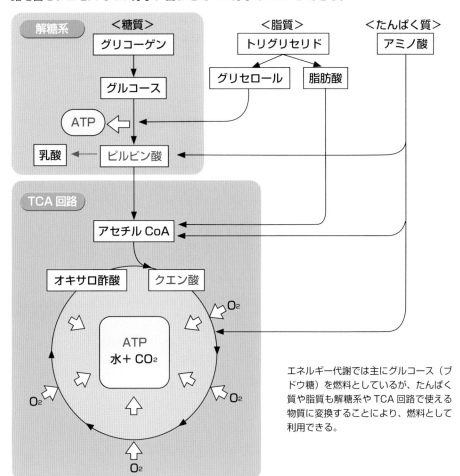

エネルギー代謝では主にグルコース（ブドウ糖）を燃料としているが、たんぱく質や脂質も解糖系や TCA 回路で使える物質に変換することにより、燃料として利用できる。

※解糖系と TCA 回路のプロセスで、直接 ATP が生成されるのはわずか。多くは水素イオン（H^+）を取り出し、それを電子伝達系と呼ばれる仕組みに組み込んで ATP を合成している。

栄養と代謝

COLUMN **基礎代謝**

基礎代謝とは、何も活動しなくても消費されるエネルギーのことで、主に肝臓、脳、骨格筋が消費しています。基礎代謝量は加齢とともに徐々に低下します。

191

糖質の代謝

ポイント
- ●糖質とは糖を基本単位とした有機化合物のことである。
- ●グルコース（ブドウ糖）は TCA 回路の主な燃料となる。
- ●全身のエネルギー源として、血糖は常に一定以上に保たれている。

糖質は1g 当たり4kcal のエネルギーを持つ

　糖質とは、**グルコース（ブドウ糖）**、フルクトース（果糖）などの**単糖類**と、単糖類が複数つながった**二糖類**、**三糖類**などを含む**多糖類**や、それらの誘導体を含む**有機化合物**のことで、**炭水化物**とも呼ばれます。ただし、ヒトが消化できない多糖類は**食物繊維**として区別されています。

　糖質は1g 当たり**4kcal** のエネルギーを持っています。生きるためのエネルギーを取り出す **TCA 回路**（P.190 参照）の燃料として加工せずにそのまま使えるため、ヒトは糖質を主なエネルギー源として利用しています。

糖質は全身の細胞で利用される

　食べ物に含まれる糖質の多くはでんぷんです。でんぷんは構成単位である**グルコース（ブドウ糖）**に分解され、小腸から吸収されます（P.178 参照）。血管に入ったグルコース（ブドウ糖）は血糖として全身を巡り、肝臓や骨格筋で**グリコーゲン**として貯蔵され、または細胞に取り込まれてエネルギー源として利用されます。また余剰分は**中性脂肪**に変換され、**体脂肪**として貯蔵されます。

　グルコース（ブドウ糖）は体のエネルギー源として常時必要な物質なので、血液中の濃度（血糖値）は空腹時でも一定以上になるように調節されています。興奮したときやストレスを感じたときはグルコース（ブドウ糖）の需要が高まるため、**交感神経**の作用によって肝臓の**グリコーゲン**が分解され、大量のグルコース（ブドウ糖）が血中に放出されて**血糖値が上昇**します。

試験に出る語句

糖質
グルコース（ブドウ糖）などの糖を基本単位とした有機化合物やその誘導体。1g 当たり4kcal のエネルギーを持ち、燃焼すると水と二酸化炭素になる。

グルコース
ブドウ糖のこと。でんぷんやグリコーゲンはグルコースがたくさんつながったもの。脳細胞は主としてグルコースをエネルギー源としている。

キーワード

誘導体
分子内の原子や基が、ほかの原子や基に置き換えられて生じた化合物を、もとの化合物に対していう語。

血糖値
血液中のグルコース濃度。食後に上昇し、空腹時には低下するが、グルコースは体のエネルギー源として常に必要なので、空腹時にも血糖値が低下し過ぎないように、自律神経系や内分泌系（P.220 参照）によって調節されている。

分類	糖	特徴
単糖類	グルコース	ブドウ糖。エネルギー源として最も利用しやすい
	フルクトース	果糖。果物などに多く含まれる。甘味が強い
	ガラクトース	グルコースと結合すると乳糖になる
二糖類	スクロース	ショ糖。砂糖の主成分。グルコース＋フルクトース
	ラクトース	乳糖。グルコース＋ガラクトース。牛乳や母乳に含まれる
	マルトース	麦芽糖。グルコース＋グルコース。水あめの主成分
三糖類	ラフィノース	グルコース＋フルクトース＋ガラクトース
	マルトトリオース	グルコース＋グルコース＋グルコース
多糖類	でんぷん	ブドウ糖がたくさんつながったもの。一直線のものと、枝分かれしてつながっている分子がある。
	グリコーゲン	ブドウ糖がたくさんつながったもの。枝分かれが多い分子構造で、肝臓や骨格筋でブドウ糖を貯蔵する。
	セルロース	植物の繊維質。ヒトが消化できない食物繊維
	キチン	甲殻類の殻やキノコの細胞壁など。ヒトは消化できない

糖質の代謝

① ごはんやパン、パスタなどを食べる。

② 消化され、単糖類になって小腸から吸収される。

③ 肝臓でグリコーゲンとして貯蔵される。

④ 骨格筋でグリコーゲンとして貯蔵される。

⑤ 空腹時や興奮したときなどは、肝臓のグリコーゲンを分解し、グルコースを血液中に放出する。

⑥ 脳細胞は主としてグルコースをエネルギー源としている。

⑦ 余分な糖質は中性脂肪に変えられ、体脂肪として貯蔵される。

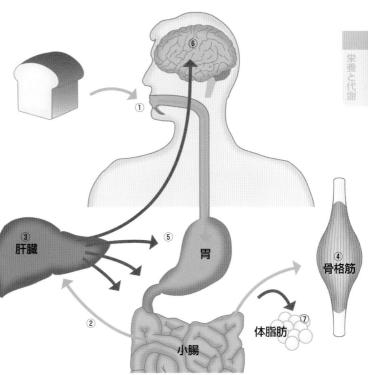

栄養と代謝

193

たんぱく質の代謝

ポイント

●摂取したたんぱく質は、消化されてアミノ酸として吸収される。
●吸収されたアミノ酸は、体内のたんぱく質合成の原料となる。
●たんぱく質がエネルギー源として利用されると、尿素のゴミが出る。

アミノ酸はたんぱく質合成の原料となる

　肉や魚などに含まれるたんぱく質は、消化されてアミノ酸として吸収されます。アミノ酸は、アミノ基やカルボキシル基を持つ**有機化合物**で、ヒトでは約**20種類**のアミノ酸が利用されています（P.178参照）。

　小腸で吸収したアミノ酸は、体を構成する**たんぱく質**の原料として利用されます。体内には、骨や骨格筋、皮膚、爪や髪などを構成する**コラーゲンやエラスチン、ケラチン**など、血液の**血漿浸透圧**を維持する**アルブミン**、赤血球の中の**ヘモグロビン**（P.136参照）、細菌などを攻撃する抗体の**免疫グロブリン**（P.142参照）などのたんぱく質があります。また、**酵素や一部のホルモン**、細胞膜にある**受容体**などもたんぱく質です。これらのたんぱく質は、**DNA**を設計図にして主に肝臓の細胞内の**リボソーム**で合成されています（P.22参照）。

たんぱく質も体のエネルギー源になる

　加工されたたんぱく質は、TCA回路（P.190参照）でエネルギー源としても利用されます。たんぱく質1gからは**4 kcal**のエネルギーが得られます。たんぱく質をTCA回路に入れるためには、たんぱく質の構成成分であるアミノ酸から、その分子に含まれる**窒素成分**を取り除く必要があります。取り除いた窒素成分からは**アンモニア（NH_3）**ができますが、アンモニアは人体にとって有害なので、無害な**尿素**に変換してから、主に尿として**排泄**されます。つまり尿素は、たんぱく質を代謝したときに出るゴミなのです。

アミノ酸
たんぱく質の構成成分で、ヒトでは約20種類が利用されている。そのうち体内で合成できないため摂取する必要がある9種類（小児は10種類）を必須アミノ酸という（P.179参照）。

尿素
アミノ酸をエネルギー源として代謝した結果出るゴミ。アミノ酸に含まれる窒素成分からできる有害なアンモニアを変換したもの。尿素は無害で水に溶けるため、尿に混ざって排泄される。

酵素
たんぱく質でできていて、体内のさまざまな化学反応に触媒として働く物質。消化、吸収、代謝、エネルギー変換など、あらゆる反応に関与している。

エネルギーとしての活用
たんぱく質がエネルギー源として利用されるのは、糖質や脂質が供給されないか、または利用できないときである。TCA回路はあくまで糖質を最優先に、次に脂質をエネルギー源として利用する。

① 肉や魚などを食べる。

② アミノ酸に分解されて小腸で吸収される。

③ 吸収されたアミノ酸が肝臓に運ばれ、それを原料に体に必要なたんぱく質を肝臓で合成する。

④ 皮膚、骨、爪、髪などをつくる。

⑤ 血漿（けっしょう）浸透圧を保つアルブミン、赤血球に含まれるヘモグロビン、抗体の免疫グロブリン、酵素（こうそ）、一部のホルモンなどとなる。

⑥ 筋肉や消化管、血管などの臓器や器官の組織をつくる。

⑦ エネルギー源として利用する。

⑧ 窒素成分は尿素にして、尿として捨てる。

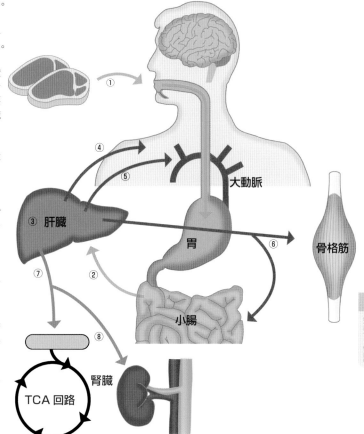

栄養と代謝

Athletics Column の部分

アスリートに必須のたんぱく質も過剰は禁物

アスリートは骨や骨格筋の材料になるたんぱく質を十分に摂る必要がありますが、過剰になると問題が生じます。例えば肉だけを大量に食べると、同時に含まれる脂質の摂り過ぎになり、食物繊維が摂れず便秘になりがちです。肉を消化し切れず胃腸に負担をかけ、代謝産物を排泄するため腎臓にも負担をかけてしまいます。種目やトレーニング強度に合わせて、適切な質と量のたんぱく質を摂ることが大切です。

脂質の代謝

●脂質は体内で細胞膜やホルモンの材料になる。
●血液やリンパ液の中ではリポたんぱくの形で存在している。
●1gで9kcalが得られる脂質は、優れたエネルギー貯蔵庫である。

血中で脂質はリポたんぱくの形を取る

脂質は、植物油やバターなどのほかに、肉の脂身や乳脂肪などに含まれています。ヒトが食べ物として摂取する脂質の多くは**中性脂肪**で、ほかに**コレステロール**などがあります。脂質は膵液のリパーゼによって**脂肪酸**と**グリセロール**に分解され、小腸から吸収されます（P.180参照）。

脂質は、体内で細胞膜を構成し、一部のホルモンの材料になり、**エネルギー源**として利用されています。吸収された脂質は、血液やリンパ液によって全身に送り届けられますが、脂質は水に溶けないため、血液やリンパ液の中では水に親和性を持つリポたんぱくという粒子の形で存在しています。リポたんぱくは、粒子の大きさや含まれる脂質の種類などによって、**カイロミクロン**（P.180参照）や**VLDL**などの5種類に分けられます（右ページ表参照）。

摂取エネルギーの余剰分は体脂肪になる

中性脂肪は、脂肪酸とグリセロールに分解すれば**解糖系**や**TCA回路**（P.190参照）で代謝することができます。一方、摂取エネルギーに比べて消費エネルギーが少なく、エネルギーに余りが出た場合は、グルコース（ブドウ糖）も中性脂肪に変えられて、**体脂肪**として貯蔵されます。

脂質は1gで**9kcal**ものエネルギーが取り出せるので、燃料やエネルギーの貯蔵庫としても優れています。しかし代謝のプロセスに問題があると、その過程でできる**ケトン体**という物質が処理できずに血液中に増え、体が（代謝性）**アシドーシス**になってしまいます。

中性脂肪
グリセロールに3つの脂肪酸が結合した物質で、体に蓄えられている体脂肪の成分。肉の脂身なども中性脂肪である。トリグリセリドともいう。

脂肪酸
炭素の鎖に1つのカルボキシル基がついたもの。リノール酸、リノレン酸、オレイン酸などの種類がある。炭素の鎖の部分の構造により、飽和脂肪酸と不飽和脂肪酸に分けられる。

脂質
オリーブオイルやコーン油などのように植物の種子などから取れる脂質、肉の脂身、魚の脂質、乳脂肪など動物がつくる脂質がある。石油などの鉱物由来の揮発油は含まない。

アシドーシス
酸血症ともいう。体液中に酸が異常に蓄積したり、塩基が失われた状態。

【粒子の大きさと構成（単位：%）】

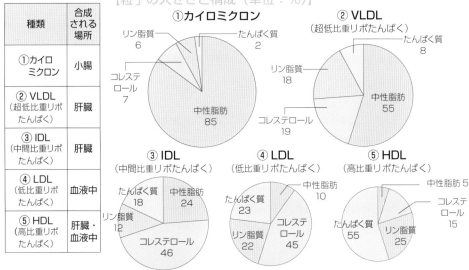

種類	合成 される 場所
①カイロ ミクロン	小腸
② VLDL （超低比重リポ たんぱく）	肝臓
③ IDL （中間比重リポ たんぱく）	肝臓
④ LDL （低比重リポ たんぱく）	血液中
⑤ HDL （高比重リポ たんぱく）	肝臓・ 血液中

①カイロミクロン
リン脂質 6 / たんぱく質 2 / コレステロール 7 / 中性脂肪 85

② VLDL（超低比重リポたんぱく）
たんぱく質 8 / リン脂質 18 / 中性脂肪 55 / コレステロール 19

③ IDL（中間比重リポたんぱく）
たんぱく質 18 / 中性脂肪 24 / リン脂質 12 / コレステロール 46

④ LDL（低比重リポたんぱく）
中性脂肪 10 / たんぱく質 23 / リン脂質 22 / コレステロール 45

⑤ HDL（高比重リポたんぱく）
中性脂肪 5 / コレステロール 15 / たんぱく質 55 / リン脂質 25

脂質は水に溶けないため、血液やリンパ液の中では、水に親和性を持つリポたんぱくという粒子の形で存在する。リポたんぱくは、粒子の大きさや含まれる脂質の割合によって5種類に分類される。

脂質の代謝

① 脂質を摂取する。

② 小腸で吸収され、リポたんぱくのカイロミクロンになってリンパ管に入る。

③ 肝臓などでリポたんぱくの粒子がつくられ、血中に送り出され、全身に脂質を供給する。

④ 余剰のエネルギーは中性脂肪となって体脂肪として貯蔵される。

⑤ 中性脂肪を脂肪酸とグリセロールに分解し、解糖系とTCA回路で代謝してエネルギーを取り出す。

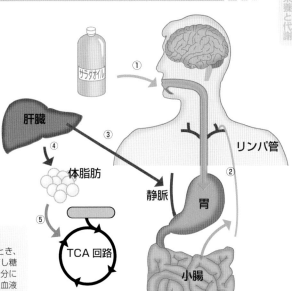

脂質代謝とアシドーシス
飢餓や、糖尿病などで糖の利用ができないとき、脂質がエネルギー源として動員される。ただし糖の供給が足りないとTCA回路の回転が不十分になり、代謝産物のケトン体が処理し切れず、血液中のケトン体が過剰になる。すると体が酸性に傾くケトアシドーシスになり、意識障害などを起こす。

体温の産生と調節

ポイント

●熱は、運動、震え、食事などによって発生する。
●発生した熱は血液によって全身に運ばれる。
●環境に合わせて熱の産生量と放散量を調節し、体温を維持する。

熱の産生

摂取したエネルギーのうち、80％程度は熱に変換されています。恒温動物であるヒトは、その熱で体温を維持しているのです。熱は骨格筋の収縮によって発生します。日常生活の中で体を動かすことや、各種の運動、寒いときに体が震えることなどが熱を発生させます。

褐色脂肪細胞という細胞はエネルギー源を代謝することで熱をつくっており、これを非ふるえ熱産生といいます。また食後には食事誘発性熱産生によって代謝が亢進し、熱が発生します。食事誘発性熱産生は特にたんぱく質を多く食べたときに高くなります。

そして発生した熱は血液によって全身に運ばれます。

体温の調節

ヒトの体温はおよそ37℃です。体の深部の温度は核心温度といい、環境にかかわらずほぼ一定に維持されています。一方、体表面や四肢の末梢などの外殻温度は外気温に影響を受けて大きく変化します。

体温は常に産生され、放散されることで調節されています。熱の放散は、熱が電磁波として放出される放射、体に接している空気や水などへの伝導、皮膚温によって温められた空気の対流や、不感蒸泄や発汗などで気化熱が奪われることなどによって起こります。

暑いときは体表面の血管を拡張させたり汗をかくことで熱の放散量を増やし、寒いときは体表面の血管を収縮させて熱の放散量を減らすなどして体温を調節しています。

試験に出る語句

核心温度
体の深部の温度。外気温に関係なく、ほとんど変化しない。直腸温、鼓膜温、食道温などで測定する。

外殻温度
核心温度に対する言葉で、外界の温度に影響を受けて変化する体表面や四肢の末梢の温度のこと。

キーワード

食事誘発性熱産生
特異動的作用ともいう。食後に代謝が亢進して熱が発生すること。たんぱく質を摂取したときに最も高くなる。

放射（熱放射）
熱が電磁波として何かに伝わること。例えば体表から壁に向かって放射が起こる。以前は輻射（ふくしゃ）と呼ばれていた。

メモ

熱の産出
体温調節の中枢は間脳にある。全身の皮膚にある温度を感知する受容器からの情報と、視床下部にある核心温度を感知する中枢からの情報をもとに、熱の産生と放散量を調節している。

熱が放散される仕組み

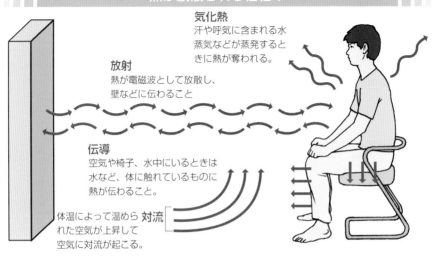

気化熱
汗や呼気に含まれる水蒸気などが蒸発するときに熱が奪われる。

放射
熱が電磁波として放散し、壁などに伝わること

伝導
空気や椅子、水中にいるときは水など、体に触れているものに熱が伝わること。

対流
体温によって温められた空気が上昇して空気に対流が起こる。

環境による体温の違い

外気温が違っても核心温度は変わらない。外気温が低いときは、四肢の末梢（まっしょう）や体表面の血管を収縮させて体温の放散量を減らす。そのため、常温の環境下で腋窩（えきか）で体温測定をすると、直腸温よりも0.8℃程度低くなる。

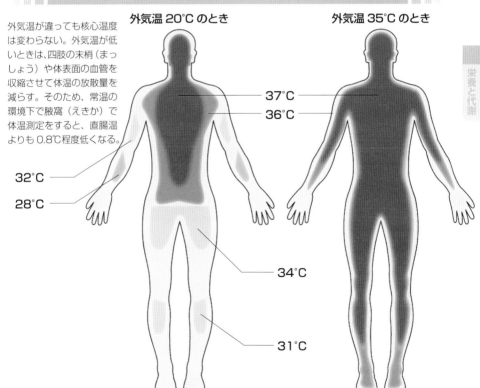

外気温 20℃ のとき

外気温 35℃ のとき

37℃
36℃
32℃
28℃
34℃
31℃

腎臓の構造と働き

腎・泌尿器

ポイント
- ●腎臓は体内のホメオスタシスを維持するために、尿をつくる。
- ●1日の尿量は1500mℓ程度で、水分摂取量などによって変化する。
- ●腎臓は、血中酸素濃度や血圧を監視・調節する働きを持つ。

体内の廃棄物を捨てるには一定量の尿が必要

　腎臓は尿をつくる臓器で、できた尿を集めて排泄するのが**泌尿器**です。腎臓の働きは、体の**ホメオスタシス**を維持することです。体内の水分量や体液のpHなどは一定に保たれている必要があるのに対して、摂取する飲食物や発汗量などは常に変化しています。従って、そのときの体の状況によって捨てるべきものを確実に捨て、捨ててはいけないものは体内にとどめておくという分別が必要です。その働きをしているのが腎臓です。

　成人の場合、1分間に**1mℓ**くらいの尿が常につくられていて、1日の尿量は約**1500mℓ**になります。ただし、尿量は摂取する水分量や発汗量などによって大きく変わります。1日に400〜500mℓ以上の尿を出さないと、体内でつくられる尿素などの廃棄物を十分に捨てることができなくなるといわれています。

腎臓は血液や血圧の監視役でもある

　尿は血液を濾過してつくるため、腎臓には心拍出量の**20%**もの血液が流れています。そのため腎臓は、血液の状態を監視・調節する役割も担っています。腎臓に流れてくる血液が酸素不足だと赤血球が足りないと判断し、腎臓は、骨髄での赤血球産生を促す**エリスロポエチン**というホルモンを分泌します。また腎動脈の血圧が低く血流量が足りないときは、レニンというホルモンを分泌します。そしてそれに関係するホルモンが次々に刺激され、結果的に血圧が上昇します（P.208参照）。

 試験に出る語句

尿量
成人の1日の平均的な尿量は1500mℓだが、人により、またその日の飲食の量や環境によっても大きく異なる。1日の尿量が400mℓ以下を乏尿、100mℓ以下を無尿という。また3000mℓ以上のものを多尿という。

腎動脈
腹大動脈から左右に出て腎門部から腎臓に入る動脈。腎動脈には、心拍出量（1分間に5ℓ）の20%（1分間に1ℓ）もの血液が流れている。

 キーワード

エリスロポエチン
動脈の血中酸素濃度が低いと腎臓から分泌されるホルモンで、骨髄での赤血球の産生を促す作用を持つ。

血圧
動脈壁にかかる圧力のこと。血圧が極端に低下して腎臓の血流量が減ると尿がつくれなくなるので、血圧が多少変動しても一定量の尿がつくれる機能が腎臓には備わっている（P.208参照）。

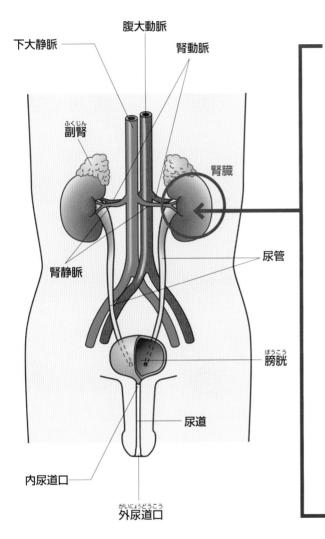

副腎（ふくじん）
下大静脈
腹大動脈
腎動脈
腎臓
腎静脈
尿管
膀胱（ぼうこう）
尿道
内尿道口
外尿道口（がいにょうどうこう）

ホメオスタシスの維持

● **pH の調節**
体液の pH を維持するため、不要な酸やアルカリを尿として捨てる。

● **体内の水分量の調節**
大量に水分を摂取したときは、大量の尿を出し、体内の水分量が減っているときは尿量を減らす。

● **体液のミネラルの調節**
過剰なナトリウムやカリウムなどのミネラルを尿として捨てる。

● **老廃物の排泄**
尿素などの老廃物を尿として捨てる。

血圧の調節

血圧が上昇したときは、尿量を増やして循環血液量を減らす。血圧が低下したときは、レニンなどを分泌し、血圧を上げる。

赤血球の生成を促す

腎臓に流れてくる血液が酸素不足のときは、骨髄（こつずい）での赤血球の生成を促す エリスロポエチンを分泌する。

ビタミン D を活性化する

骨の代謝に必要なビタミン D を活性化する。

腎・泌尿器

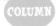 **尿の成分変化**

　尿は、体内で不要になったものを捨てるためのものなので、その成分や濃さはその都度変化する。例えば、通常 pH は弱酸性だが、肉食だとより酸性に、野菜を多く食べるとアルカリ性に傾く。

腎・泌尿器

ネフロンと尿の生成

ポイント
- ●尿は、腎小体と尿細管とで構成されるネフロンでつくられる。
- ●始めに腎小体で血液を大まかに濾過して原尿をつくり、次に尿細管と集合管で原尿から体内で必要な物質を再吸収して尿にする。

まずおおまかに濾過して原尿をつくる

　腎臓で尿をつくるための装置を**ネフロン（腎単位）**といいます。ネフロンは、**糸球体とボウマン嚢**からなる**腎小体**と、そこから伸びる**尿細管**で構成されています。

　糸球体は毛細血管が毛糸玉のように丸まったもので、**輸入細動脈**が入り、**輸出細動脈**が出ていきます。糸球体を流れる血液のうち、血球やたんぱく質など粒子が大きいものを除いた成分の一部が、血管壁とその周りを取り巻く細胞（足細胞）のすき間からボウマン嚢にこし出されます。このこし出されたものが原尿です。**原尿は1日に150ℓ**もつくられます。

体に必要なものを再吸収する

　ボウマン嚢から続く尿細管には、輸出細動脈から続く毛細血管が取り巻いていて、体に必要な物質を原尿から血管内に**再吸収**するとともに、血液中に残ったものから不要なものを尿細管に**分泌**します。最終的に原尿の**99%**は再吸収され、1%が尿として排泄されます。

　ボウマン嚢から出る**近位尿細管**では、すべての**グルコース（ブドウ糖）**と大半の**ナトリウム（Na^+）**、アミノ酸や水など原尿の**80%**が再吸収されます。そこから細くなる**ヘンレループ**では水やナトリウム（Na^+）、クロール（Cl^-）などが、また太くなる**遠位尿細管**ではナトリウム（Na^+）や炭酸水素イオン（HCO_3^-）などが再吸収され、アンモニア（NH_3）や酸（H^+）が分泌されます。さらに集合管では水などが再吸収され、尿ができます。

試験に出る語句

原尿
糸球体を流れる血液の血漿（けっしょう）のうち、20%程度がボウマン嚢にこし出され、原尿となる。

腎小体
糸球体とボウマン嚢で構成される。血液をおおまかに濾過（ろか）して原尿をつくる。

尿細管
原尿から体に必要なものを再吸収し、不要なものを分泌して尿を生成。近位尿細管、ヘンレループ、遠位尿細管の各部位に分かれる。

キーワード

再吸収と分泌
尿細管を流れる原尿から、体に必要な物質を血管の方に回収することを再吸収という。血管内に残ったカリウム（K^+）や酸（H^+）、アンモニア（NH_3）、薬物などを尿細管の方に捨てることを分泌という。

メモ

再吸収
尿細管の部位によって再吸収される物質が違うのは、各所を流れる原尿と、周囲を取り巻く血管内の血液に含まれる物質の濃度や浸透圧などに差があることや、各所にあるポンプなどの輸送体が異なるからである。

① 糸球体からボウマン嚢に、血漿（けっしょう）中の水やミネラル、アミノ酸などの分子が小さいものが原尿としてこし出される。血球やたんぱく質などの分子が大きいものは血管内に残る。

② 近位尿細管では、すべてのグルコース（ブドウ糖）、大半のナトリウム（Na+）、アミノ酸、水など、原尿の80%が再吸収される。クレアチニンなどが分泌される。

④ 遠位尿細管ではナトリウム（Na+）や炭酸水素イオン（HCO3-）、水などが再吸収され、アンモニア（NH3）や酸（H+）などが分泌される。

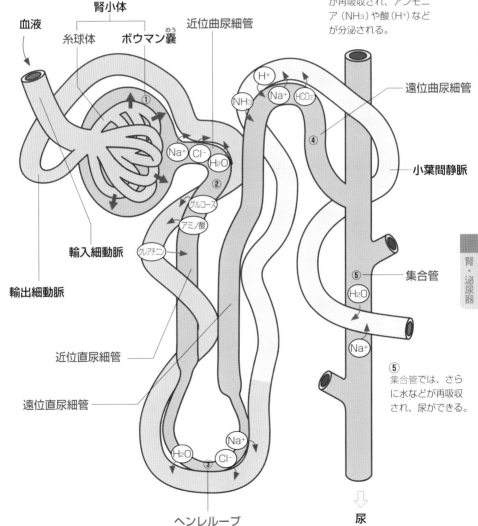

血液
腎小体
糸球体
ボウマン嚢（のう）
近位曲尿細管
遠位曲尿細管
小葉間静脈
輸入細動脈
輸出細動脈
近位直尿細管
遠位直尿細管
集合管
ヘンレループ
尿

腎・泌尿器

③ ヘンレループでは、水やナトリウム（Na+）、クロール（Cl-）などが再吸収される。

⑤ 集合管では、さらに水などが再吸収され、尿ができる。

腎・泌尿器

尿管と膀胱の機能

ポイント
- ●ネフロンでつくられた尿は、腎杯から腎盂に集められる。
- ●尿管は蠕動運動を行ない、能動的に尿を膀胱に送っている。
- ●膀胱は排尿するまで尿をためておく袋で、伸縮性に富む。

尿管は蠕動運動で尿を膀胱に送る

ネフロンでつくられた尿は集合管によって集められ、腎錐体の腎乳頭に開口する穴から少しずつ出てきます。その尿は、腎乳頭にすっぽりはまっている腎杯によって受け止められ、腎臓中心部の腎盂に集められます。

腎盂に続く尿管は、壁の平滑筋を使って蠕動運動を行ない、能動的に尿を膀胱に送ります。従って寝たままでも、腎臓でできた尿は膀胱に集まります。

尿管は膀胱の後壁に斜めに突き刺さるように入っています。尿がたまって膀胱が膨らむと膀胱壁が引き伸ばされ、尿管が壁を貫いているトンネル部分がつぶれるため、尿が膀胱から尿管に逆流することはありません。

膀胱は尿を垂れ流しにしないための貯蔵袋

絶えずつくられる尿をそのまま垂れ流しにしたら、においで自分の存在を周囲に知らせてしまうことになります。そのため陸上で生活する多くの脊椎動物は、尿を排尿するまでためておくための膀胱を持っています。

膀胱の壁と粘膜はとてもよく伸び縮みする構造になっていて、我慢すれば500mℓほどの尿をためることができるといわれています。しかし一般には約150〜200mℓほどの尿がたまると尿意を催し、排尿に至ります（P.206参照）。

COLUMN　鳥には膀胱がない

大半の鳥には膀胱がありません。腎臓で尿酸を含む半固形の尿に類する排泄物をつくりますが、それは尿管を通して消化管に送られ、糞といっしょに排泄されます。

試験に出る語句

尿管
腎盂と膀胱をつなぐ25cmほどの管。腎盂から出る部分、総腸骨動脈と交叉（こうさ）する部分、膀胱に入る部分でやや狭くなっており、これらを生理的狭窄（きょうさく）部という。

膀胱
尿をためておく袋で、壁の平滑筋や内面を覆う粘膜が伸縮性に優れた構造をしている。膀胱に尿がたまっていくときは、主に膀胱の天井部分が上に膨らむ。

キーワード

膀胱の粘膜
膀胱の内面を覆う粘膜は、移行上皮でできている。移行上皮とは、長くなったり平らに広がったりすることができる細胞でできた上皮のことである。そのため膀胱は、尿量に合わせてよく伸び縮みすることができる。

メモ

尿管結石
尿の成分が何かのきっかけで結晶をつくり、それが徐々に大きくなって石になり、尿管に詰まって激痛を起こすのが尿管結石である。尿管の生理的狭窄部で起きやすい。

尿の輸送と貯蔵の仕組み

腎臓のネフロンで生成された尿は、腎杯、腎盂に集まり、尿管によって膀胱に送られる。

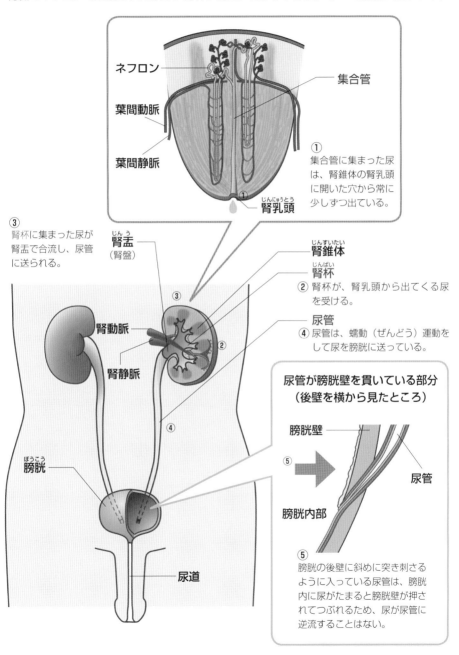

ネフロン

集合管

葉間動脈

葉間静脈

① 集合管に集まった尿は、腎錐体の腎乳頭に開いた穴から常に少しずつ出ている。

腎乳頭（じんにゅうとう）

③ 腎杯に集まった尿が腎盂で合流し、尿管に送られる。

腎盂（じんう）（腎盤）

腎錐体（じんすいたい）

腎杯（じんぱい）

② 腎杯が、腎乳頭から出てくる尿を受ける。

腎動脈

腎静脈

尿管

④ 尿管は、蠕動（ぜんどう）運動をして尿を膀胱に送っている。

膀胱（ぼうこう）

尿道

尿管が膀胱壁を貫いている部分（後壁を横から見たところ）

膀胱壁

尿管

膀胱内部

⑤ 膀胱の後壁に斜めに突き刺さるように入っている尿管は、膀胱内に尿がたまると膀胱壁が押されてつぶれるため、尿が尿管に逆流することはない。

腎・泌尿器

腎・泌尿器

排尿のメカニズム

ポイント

●膀胱に 200ml 程度の尿がたまると、排尿の反応が起こる。

●無意識に起こる排尿反射と意思で排尿する行動によって排尿される。

●交感神経は排尿を抑制し、副交感神経は排尿を促進する。

尿がたまると排尿の仕組みが働き出す

　腎臓で絶えずつくられている尿は、尿管によって膀胱に送られ、少しずつためられていきます。膀胱内の尿量が200ml 程度に達すると、その情報が中枢に届き、排尿の仕組みにスイッチが入ります。排尿は、自分の意思とは関係なく起こる**排尿反射**と、自分の意思で尿を排泄する行動によって行なわれます。

＜排尿が起こる仕組み＞

　排尿は次のような仕組みで起こります。

①膀胱に尿がたまると、膀胱壁が引き伸ばされたという情報（膀胱壁伸展刺激）が、骨盤内臓神経の**求心性線維**によって**仙髄**に伝わる。

②仙髄で**排尿反射**が起こり、骨盤内臓神経の副交感神経性線維によって、膀胱壁の**平滑筋**が収縮し、内尿道括約筋が**弛緩する**（意識しない）。

③膀胱壁伸展刺激が**大脳皮質**に届き、尿意が起こる。

④脳幹（橋）の排尿中枢が自律神経と運動神経の作用を調整し、排尿するか、または排尿を抑制する。

⑤排尿できる場合は、意思で**外尿道括約筋を開き**（**陰部神経**）排尿する。排尿できないときは、自分の意思で外尿道括約筋を締めて（陰部神経）我慢する。

　右ページの図の下腹神経（⑥）は交感神経の線維で、膀胱壁の平滑筋を弛緩させ、内尿道括約筋を収縮させるので、尿をためるように作用します。つまり交感神経が優位のときは、排尿は抑制されます。排尿するときは、排尿中枢によって下腹神経の作用が抑えられます。

試験に出る語句

排尿反射
膀胱壁伸展刺激が仙髄に伝わると、膀胱壁の収縮と内尿道括約筋の弛緩が起こる。

キーワード

膀胱壁伸展刺激
膀胱に尿がたまり、膀胱壁が引き伸ばされると、これを骨盤内臓神経が感知し、神経インパルスとなって仙髄に伝達される。

メモ

尿道括約筋
内尿道括約筋は膀胱頸（けい）部を輪状に取り囲む平滑筋で、意思ではコントロールできない不随意筋である。一方、外尿道括約筋は、男性では前立腺の下、女性では尿道口の内側にある横紋筋で、意思でコントロールできる随意筋である。

膀胱内に一定量の尿がたまることで排尿反射と尿意が起き、自分の意思で我慢するか、またはトイレに行って排尿する。

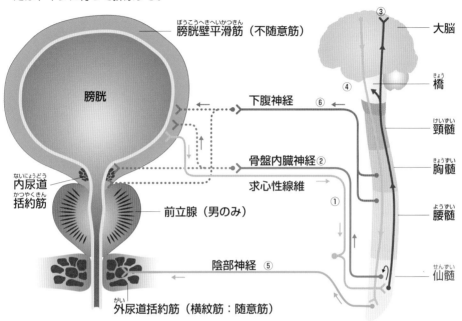

膀胱壁平滑筋（不随意筋）（ぼうこうへきへいかつきん）

膀胱

大脳

橋（きょう）

頸髄（けいずい）

下腹神経 ⑥

胸髄（きょうずい）

骨盤内臓神経 ②

求心性線維 ①

腰髄（ようずい）

内尿道（ないにょうどう）
括約筋（かつやくきん）

前立腺（男のみ）

陰部神経 ⑤

仙髄（せんずい）

外尿道括約筋（横紋筋：随意筋）（がい）

① 膀胱に尿がたまったという情報が仙髄に伝達される。

② 仙髄で排尿反射が起きて、膀胱壁が収縮し、内尿道括約筋が開く。

③ 膀胱に尿がたまったという情報が大脳に届き、尿意が起こる。

④ 橋の排尿中枢が、排尿反射と排尿のための行動を調整する。

⑤ 排尿できる場合は外尿道括約筋を開き、排尿できない場合は締める。

⑥ 交感神経が優位のときは、下腹神経が膀胱壁を弛緩（しかん）させ、内尿道括約筋を締めて、排尿を抑制する。

腎・泌尿器

Athletics Column

アンチ・ドーピング検査で尿が出ない！

　主要なスポーツ大会では、禁止薬物使用の有無を調べるためアンチ・ドーピング検査が行なわれます。この検査で尿を採取する際は、本人の尿であることを確認するため専門スタッフによる監視がつきます。このとき、尿が全く出なくなってしまう人がいます。大量に水分を飲んで、膀胱には尿がたくさんたまっているはずなのに、１滴も出ないのです。それは、監視されることに対する緊張によって交感神経が働き、膀胱壁が弛緩し、内尿道括約筋が収縮してしまうためだと考えられます。

腎・泌尿器

尿量を調節する仕組み

ポイント
- ●腎臓は、糸球体の血流量を維持する自己調節機能を持っている。
- ●糸球体血流量は交感神経の興奮で減少し、尿量も減少する。
- ●腎血流量や血圧の変化により尿量を調節するホルモンが分泌される。

体内環境を維持するため尿量を調節する

　腎臓の糸球体の輸入細動脈と輸出細動脈は、血圧が多少変動しても一定量の尿がつくれるように、自動的に収縮・拡張し糸球体の血流量（糸球体から原尿をこし出す力）を維持しています。これを**自己調節機能**といいます。

　そのうえで腎臓は、体内外の環境の変化に合わせて尿の量や成分を調節しています。その機能を担うのは、主に**自律神経系とホルモン**です。

＜ホルモンによる尿量の調節＞

①レニン・アンジオテンシン・アルドステロン系

　腎臓の血流量が減ると腎臓から**レニン**が分泌される。さらに肝臓や肺、副腎などでつくられるホルモンが次々に刺激されて、尿細管での**ナトリウム（Na^+）の再吸収**と、カリウム（K^+）や酸（H^+）の分泌が促進される。尿量が**減り**、血圧が**上昇**する。

②バソプレシン

　下垂体から分泌される。遠位尿細管で水とナトリウム（Na^+）の再吸収を**促し**、尿量を**減らし**、血圧を**上げる**。

③心房性ナトリウム利尿ペプチド

　心房圧の上昇で**心房**から分泌され、**集合管**でのナトリウム（Na^+）の分泌を促し、尿量を**増やし**、血圧を**下げる**。

④脳性ナトリウム利尿ペプチド

　心室の負担が増加すると**心室**から分泌される。心房性ナトリウム利尿ペプチドと同じく、尿量を**増やし**、血圧を**下げる**。

試験に出る語句

バソプレシン
抗利尿ホルモン（ADH）ともいう。下垂体後葉から分泌されるホルモンで、尿量を減らし（抗利尿）、循環血液量を維持して血圧を上げる働きがある。

自己調節機能
血管の平滑（へいかつ）筋が、状況に合わせて自動的に収縮・拡張して血流量を調節する働き。例えば血圧が高まると、それに抵抗して収縮しようとする。腎臓だけでなく、ほかの臓器の血管にもある。

キーワード

糸球体の輸入細動脈
糸球体の輸入細動脈は自律神経系の交感神経の支配を受けており、交感神経が興奮すると輸入細動脈が収縮し、糸球体に流れる血液量が減って尿量が減る。

メモ

コーヒーの利尿作用
コーヒーなどに含まれるカフェインには、腎臓の血管を拡張させる働きがあるため、腎血流量が増加し、尿量が増える。これがカフェインの持つ利尿作用である。

糸球体の動脈の自己調節機能

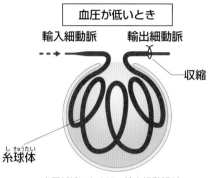

血圧が低いとき	血圧が高いとき

輸入細動脈　輸出細動脈　収縮　糸球体（し きゅうたい）

収縮　輸入細動脈　輸出細動脈　糸球体

血圧が低いときは、輸出細動脈が収縮し、糸球体の血流量を維持する。

血圧が高いときは、輸入細動脈が収縮し、糸球体に過剰に血液が流れないようにする。

尿量を調整するホルモンと働き

腎臓を中心としたレニン・アンジオテンシン・アルドステロン系と下垂体（か すいたい）からのバソプレシンは尿量を減らし、心房からの心房性ナトリウム利尿ペプチドは尿量を増やす。

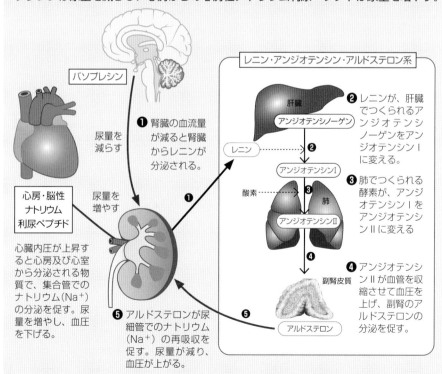

バソプレシン

尿量を減らす

❶ 腎臓の血流量が減ると腎臓からレニンが分泌される。

心房・脳性ナトリウム利尿ペプチド

尿量を増やす

心臓内圧が上昇すると心房及び心室から分泌される物質で、集合管でのナトリウム（Na⁺）の分泌を促す。尿量を増やし、血圧を下げる。

❺ アルドステロンが尿細管でのナトリウム（Na⁺）の再吸収を促す。尿量が減り、血圧が上がる。

レニン・アンジオテンシン・アルドステロン系

肝臓　アンジオテンシノーゲン　レニン　アンジオテンシンⅠ　酸素　肺　アンジオテンシンⅡ　副腎皮質　アルドステロン

❷ レニンが、肝臓でつくられるアンジオテンシノーゲンをアンジオテンシンⅠに変える。

❸ 肺でつくられる酵素が、アンジオテンシンⅠをアンジオテンシンⅡに変える

❹ アンジオテンシンⅡが血管を収縮させて血圧を上げ、副腎のアルドステロンの分泌を促す。

腎・泌尿器

209

内分泌

内分泌とは何か

ポイント

- ●内分泌腺は導管を持たず、分泌物を直接血中に分泌する。
- ●ホルモンとは、体の機能を調節する指令を伝える物質である。
- ●ホルモンはごく微量で受容体を持つ細胞だけに作用する。

内分泌腺とホルモンの特徴

　内分泌とは、**内分泌腺**から分泌される**ホルモン**によって体の機能を調節する仕組みのことです。内分泌腺は、消化液を分泌する外分泌腺のような**導管**(とうかん)を持たず、ホルモンは直接**血管**に入ります。ホルモンは血液によって全身を巡りますが、細胞膜に**受容体**を持つ器官や細胞だけに作用します。ホルモンが作用する器官を**標的器官**(ひょうてききかん)といいます。

　内分泌腺と**標的器官**は、例えば**下垂体**(かすいたい)と**性腺**(せいせん)(卵巣、精巣)など、遠く離れた場所にある場合もあります。また全身の細胞が標的器官になっているホルモンもあります。

　内分泌系は、**自律神経系**と協力して体の機能を調節します。神経によって調節する自律神経系の作用は速やかで、ピンポイントで働くのに対して、血流に乗って指令が伝わる内分泌系の作用は緩やかで、複数の器官に効果を発揮する場合があるのが特徴です。

　ホルモンは極めて少量で作用を発揮します。血液 1mℓ 中のホルモンの量は ng（ナノグラム）や pg（ピコグラム）といった単位です（ng=10 億分の 1g、pg=1 兆分の 1g）。

　内分泌腺の中には上下関係を持つものがあります。例えば上位の内分泌腺のホルモンが下位の内分泌腺を刺激し、下位のホルモン濃度が増えると、上位の内分泌腺からの分泌が抑制されます。このような仕組みを**負のフィードバック機構**といいます。一方、下位の内分泌腺のホルモン濃度が増え、上位の内分泌腺からの分泌を促進する仕組みもあります。これを**正のフィードバック機構**といいます。

 試験に出る語句

フィードバック機構
下位の内分泌腺からの分泌が、上位の内分泌腺からの分泌を刺激する仕組み。多くは負のフィードバック機構で、下位ホルモンの濃度が増加すると、上位から下位に対する指令はもう十分だと判断され、上位ホルモンの分泌が抑制される。

 キーワード

外分泌
細胞が分泌する物質を特定の場所に誘導する導管を持つ腺を外分泌腺といい、その仕組みを外分泌という。消化液がこの形を取る。

 メモ

ホルモンの分類
ホルモンはその化学的構造から、アミノ酸のチロシンの誘導体である生理活性アミン（ノルアドレナリンなど）、アミノ酸が複数結合したペプチドホルモン（下垂体ホルモンなど）、コレステロールからつくられるステロイドホルモン（副腎皮質ホルモンなど）に分けられる。

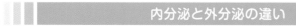

内分泌と外分泌の違い

内分泌腺から、体の機能を調節するための指令を伝えるホルモンが分泌され、ホルモンが血液に乗って標的器官に届いて作用する仕組み。内分泌腺は導管を持たず、ホルモンは直接血液に入る。

【例：膵臓の内分泌腺と外分泌腺】

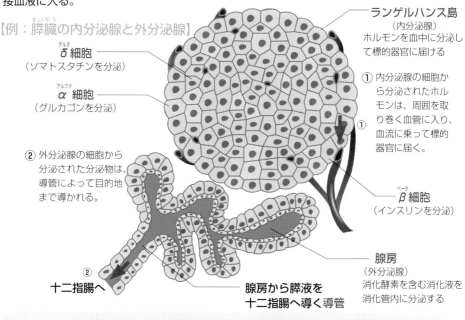

δ細胞
（ソマトスタチンを分泌）

α細胞
（グルカゴンを分泌）

② 外分泌腺の細胞から
分泌された分泌物は、
導管によって目的地
まで導かれる。

ランゲルハンス島
（内分泌腺）
ホルモンを血中に分泌し
て標的器官に届ける

① 内分泌腺の細胞か
ら分泌されたホル
モンは、周囲を取
り巻く血管に入り、
血流に乗って標的
器官に届く。

β細胞
（インスリンを分泌）

② 十二指腸へ

腺房から膵液を
十二指腸へ導く導管

腺房
（外分泌腺）
消化酵素を含む消化液を
消化管内に分泌する

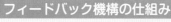

フィードバック機構の仕組み

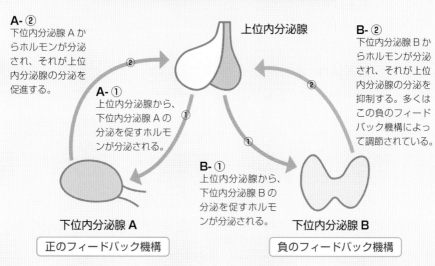

A-②
下位内分泌腺Aか
らホルモンが分泌
され、それが上位
内分泌腺の分泌を
促進する。

上位内分泌腺

B-②
下位内分泌腺Bか
らホルモンが分泌
され、それが上位
内分泌腺の分泌を
抑制する。多くは
この負のフィード
バック機構によっ
て調節されている。

A-①
上位内分泌腺から、
下位内分泌腺Aの
分泌を促すホルモ
ンが分泌される。

B-①
上位内分泌腺から、
下位内分泌腺Bの
分泌を促すホルモ
ンが分泌される。

下位内分泌腺A

正のフィードバック機構

下位内分泌腺B

負のフィードバック機構

内分泌

211

内分泌 視床下部と下垂体の働き

- ●自律神経系の中枢である視床下部は、内分泌系の中枢でもある。
- ●下垂体前葉からは、下位内分泌腺を刺激するホルモンが分泌される。
- ●下垂体後葉からは、視床下部でつくられたホルモンが放出される。

視床下部は内分泌系の最上位の中枢である

視床下部は間脳の前下部にあり、その下には下垂体がぶら下がっています。視床下部は自律神経系（P.76参照）の中枢であり、かつ内分泌系の中枢でもあります。視床下部にはたくさんの神経核があり、その中のいくつかがホルモンを分泌しています。

視床下部が分泌するホルモンは、大きく2つのグループに分けることができます。1つは下垂体を刺激するホルモンのグループで、下垂体を刺激してホルモンの分泌を促す刺激ホルモンと、逆に下垂体からの分泌を抑える抑制ホルモンがあります（右ページの表参照）。もう1つは下垂体後葉ホルモンのグループです。下垂体後葉ホルモンは下垂体ではなく視床下部の神経核でつくられており、神経細胞によって下垂体後葉に送られて、そこから放出されるのです。

下位の内分泌腺を刺激する下垂体

下垂体は視床下部の下にぶら下がる小指の頭ほどの内分泌腺で、前葉と後葉に分かれています。

前葉からは、成長ホルモンとプロラクチンのほか、甲状腺、副腎、卵巣、精巣といった下位の内分泌腺を刺激するホルモンが分泌されています。これらの刺激ホルモンは、下垂体より上位の視床下部から分泌されるホルモンによって調節されています。

後葉にはホルモンをつくる内分泌腺はありません。視床下部から送られてきたバソプレシンやオキシトシンを必要に応じて放出する仕事をしています。

 試験に出る語句

視床下部
脳の視床の前下方の部分。多くの神経核を持ち、自律神経系と内分泌系の中枢として働く。下垂体を刺激するホルモンや下垂体後葉ホルモンが分泌されている。

下垂体
視床下部にぶら下がっている内分泌腺。前葉と後葉は発生学的に異なる起源を持つ。

 キーワード

○○腺刺激ホルモン放出（抑制）ホルモン
視床下部から分泌されるホルモンには、○○腺刺激ホルモン放出（抑制）ホルモンという名称のものがある。「○○腺刺激ホルモン」の部分は下垂体から分泌されるホルモンのことで、それを下垂体から放出させる（抑制する）働きを持つホルモン、という意味である。

 メモ

門脈
動脈から毛細血管、静脈と変化した血管がもう一度毛細血管網をつくる構造のこと。門脈は肝臓（P.186参照）にもある。下垂体（主に前葉）の血管には門脈の構造がある。

視床下部と下垂体の構造

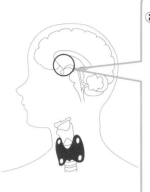

② 視床下部の一部の神経核が分泌するホルモンは、神経によって下垂体後葉に運ばれる。

① 視床下部からは、下垂体のホルモン分泌を促進したり抑制したりするホルモンが分泌される。

視床下部（ししょうかぶ）

視神経交叉（こうさ）

〈下垂体前葉〉

③ 下垂体前葉からは、甲状腺（こうじょうせん）や性腺（せいせん）など下位の内分泌腺を刺激するホルモンが分泌される。

④ 下垂体（かすいたい）

〈下垂体後葉〉

④ 下垂体後葉はホルモンをつくる細胞を持っていない。後葉からは、視床下部でつくられたホルモンが放出される。

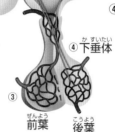

前葉（ぜんよう）　後葉（こうよう）

●視床下部のホルモン

	ホルモン	作用
放出ホルモン	成長ホルモン放出ホルモン (GRH)	対象のホルモンを放出させる
	プロラクチン放出ホルモン (PRH)	
	甲状腺刺激ホルモン放出ホルモン (TRH)	
	副腎皮質刺激ホルモン放出ホルモン (CRH)	
	性腺刺激ホルモン放出ホルモン (FSH-RH、LH-RH)	
	メラニン細胞刺激ホルモン放出ホルモン (MRH)	
抑制ホルモン	成長ホルモン抑制ホルモン (GIH、ソマトスタチン)	対象のホルモンの分泌を抑制する
	プロラクチン抑制ホルモン (PIH)	
	メラニン細胞刺激ホルモン抑制ホルモン (MIH)	

●下垂体のホルモン

	ホルモン	主な作用
前葉	成長ホルモン（GH）	骨や筋をはじめとした細胞の増殖・肥大
	甲状腺刺激ホルモン（TSH）	甲状腺に作用してホルモンの分泌を促す
	副腎皮質刺激ホルモン（ACTH）	副腎皮質に作用してホルモンの分泌を促す
	卵胞刺激ホルモン（FSH）	女性：卵巣に作用し、卵胞の発育を促す
		男性：精子の形成にかかわる
	黄体形成ホルモン（LH）	女性：排卵を誘発して黄体を形成させる
		男性：アンドロゲンを分泌させる
	プロラクチン（PRL）	乳腺に作用し、乳汁の産生を促す
後葉[*1]	バソプレシン（抗利尿ホルモン、ADH）	尿細管で水と Na^+ の再吸収を促し、尿量を減らす
	オキシトシン	子宮を収縮させる。乳汁を出す (射乳)

[*1] 下垂体後葉ホルモンは、視床下部でつくられ、下垂体後葉に送られ放出される。

内分泌

甲状腺の働き

内分泌

ポイント
- ●濾胞から分泌される甲状腺ホルモンは全身の代謝を亢進させる。
- ●甲状腺ホルモンにはヨウ素が利用されている。
- ●傍濾胞細胞から血中カルシウム濃度を下げるカルシトニンが分泌される。

濾胞から甲状腺ホルモンが分泌される

　甲状腺はのどの前面に張り付くように位置している内分泌腺です。甲状腺の大半は、50 ~ 100 μm の小さい濾胞という袋で占められています。濾胞の膜は1層の濾胞細胞が並んだ構造をしていて、中の濾胞腔は、ヨウ素を多く含むコロイドと呼ばれる液体で満たされています。

　濾胞からは甲状腺ホルモンが分泌されています。甲状腺ホルモンには、ヨウ素が3つついているトリヨードサイロニン（T_3）と、4つついているサイロキシン（T_4）があります。いずれも全身の臓器や器官に作用して、代謝を亢進させる働きを持っていますが、作用はトリヨードサイロニン（T_3）の方が強力です。代謝を盛んにして熱の産生を増やすので、エネルギーの消費量が増加し、体温が高くなります。心拍数が増加し、酸素の需要が高まるため呼吸数も増加します。

　また、成長ホルモンの作用を強める働きがあり、骨や骨格筋などの正常な成長には欠かせません。

傍濾胞細胞からカルシトニンが分泌される

　濾胞で埋め尽くされた甲状腺濾胞外のあちこちに、傍濾胞細胞（C細胞）と呼ばれる細胞がちりばめられています。傍濾胞細胞からは、血中のカルシウム濃度を下げるカルシトニンが分泌されています。カルシトニンは、血中カルシウム濃度が高くなると分泌され、骨形成を促して骨にカルシウムをくっつけ、腎臓からのカルシウムの排泄を促すことで、血中カルシウム濃度を下げる働きをしています。

 試験に出る語句

甲状腺ホルモン
ヨウ素を含み、全身の代謝を向上させるホルモン。甲状腺機能が亢進すると、代謝が盛んになり過ぎて、寝ているのに全力で激しい運動をしているような状態になる。

カルシトニン
血中カルシウムを下げる働きがあるホルモン。上皮小体（じょうひしょうたい・P.216参照）から分泌されるパラソルモンと逆の働きを持つ。

 キーワード

ヨウ素
甲状腺ホルモンの材料。ヨウ素は、不足しても過剰でも甲状腺ホルモンの生成に影響が出る。日本人はヨウ素を含む海藻や魚介類をよく食べるので、不足する心配はほとんどなく、多めに摂取しようと努力する必要はないと考えられている。

 メモ

ヨウ素の吸収
甲状腺ホルモンにはヨウ素が含まれる。その原料となるヨウ素は、摂取した食事から吸収され、血中から積極的に甲状腺に取り込まれている。

甲状腺の構造

甲状腺は小さい袋状の濾胞の集まりで、濾胞からは甲状腺ホルモンが、濾胞の周囲に散在する傍濾胞細胞からはカルシトニンが分泌される。

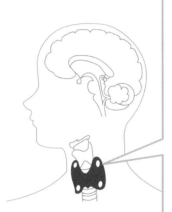

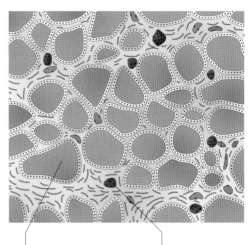

濾胞
甲状腺ホルモンのトリヨードサイロニン（T₃）とサイロキシン（T₄）が分泌される。全身の細胞の代謝を亢進させる働きがある。

傍濾胞細胞（C細胞）
骨形成を促し、腎臓からのカルシウムの排泄を促して、血中カルシウム濃度を下げるカルシトニンが分泌される。

【甲状腺ホルモンの働き】
・たんぱく質の合成を促す
・骨の正常な成長を促す
・腸でのグルコース（ブドウ糖）の吸収を促す
・基礎代謝率を上げる
・心拍数を増加させる
・熱を産生する（体温上昇）
・血漿コレステロールを低下させる
・脂肪組織で脂肪の分解を促す
・脳の正常な発達を促す

内分泌

●甲状腺のホルモン

	ホルモン	主な作用
濾胞	トリヨードサイロニン (T₃)	代謝を亢進させ、たんぱく質の合成を促す
	サイロキシン (T₄)	
傍濾胞細胞	カルシトニン	血中カルシウム濃度を低下させる

上皮小体の働き

- ●甲状腺の裏側にある小さい内分泌腺だが、甲状腺とは関係ない。
- ●上皮小体から分泌されるパラソルモンは、骨や腎臓に作用して血中カルシウム濃度を上昇させる。

血中カルシウムを上昇させるパラソルモン

　　上皮小体(じょうひしょうたい)は、甲状腺(こうじょうせん)の裏側にくっついている直径数mmほどの内分泌腺で、4つあります。**副甲状腺**とも呼ばれますが、それは単に位置や大きさによる名称で、機能的には甲状腺とは無関係です。

　　上皮小体からは**パラソルモン**（パラトルモン）というホルモンが分泌されています。甲状腺から分泌されるカルシトニンとは逆の作用を持ち、血中カルシウム濃度が**下がる**と分泌され、骨と腎臓に作用して血中カルシウム濃度を**上げます**。血中のカルシウムには神経や骨格筋の細胞膜の興奮を抑える働き（膜安定化作用）があるため、**低カルシウム血症**になると、骨格筋がけいれんを起こしやすくなったり、手足や口唇(こうしん)のしびれ、**不整脈**などの症状が起きてしまいます。

活性型ビタミンDがカルシウム吸収を促進

　　パラソルモンは、まず骨の**破骨細胞**(はこつ)に作用し、**骨吸収**を促して骨からカルシウムを**取り出し**ます。また腎臓の尿細管(にょうさい)(かん)に作用してカルシウムの**再吸収**を促します。さらに尿細管の酵素を刺激して**ビタミンD**を活性化させます。これによってできた**活性型ビタミンD**には、小腸でのカルシウムの吸収を促進する働きがあるので、結果的に血中カルシウム濃度を上昇させるのです。

上皮小体は甲状腺の裏側につく内分泌腺で、パラソルモンを分泌する。

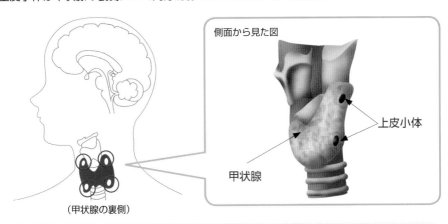

側面から見た図

上皮小体

甲状腺

（甲状腺の裏側）

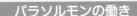
パラソルモンの働き

パラソルモンは、血中カルシウム濃度が低下すると分泌され、骨や腎臓に働きかけて血中カルシウム濃度を上昇させる。

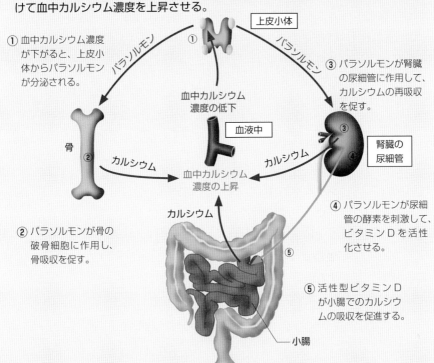

① 血中カルシウム濃度が下がると、上皮小体からパラソルモンが分泌される。

上皮小体

パラソルモン

パラソルモン

③ パラソルモンが腎臓の尿細管に作用して、カルシウムの再吸収を促す。

血中カルシウム濃度の低下

血液中

骨

② カルシウム

血中カルシウム濃度の上昇

カルシウム

腎臓の尿細管

② パラソルモンが骨の破骨細胞に作用し、骨吸収を促す。

④ パラソルモンが尿細管の酵素を刺激して、ビタミンＤを活性化させる。

カルシウム

⑤

⑤ 活性型ビタミンＤが小腸でのカルシウムの吸収を促進する。

小腸

内分泌

217

副腎の働き

ポイント
- ●副腎は皮質と髄質に分かれ、それぞれ別のホルモンを分泌している。
- ●皮質からは電解質コルチコイド、糖質コルチコイド、アンドロゲンが、髄質からはアドレナリンやノルアドレナリンが分泌される。

皮質と髄質は違うタイプのホルモンを分泌する

　　副腎（ふくじん）は左右の腎臓の上に載った内分泌腺です。腎臓の補助器官のような名前ですが、腎臓の作用とは関係ありません。

　　副腎は皮質（ひしつ）と髄質（ずいしつ）に分けられ、それぞれタイプの違うホルモンを分泌しています。さらに皮質は3層に分かれていて、それぞれが別のホルモンを分泌しています。

＜副腎が分泌するホルモンと作用＞

　　副腎皮質からは**ステロイドホルモン**が、髄質からは**カテコールアミン**が分泌されています。

①**副腎皮質ホルモン**（ステロイドホルモン）

a　電解質コルチコイド（ミネラルコルチコイド）

・副腎皮質の表層の**球状帯**（きゅうじょうたい）から分泌される。

・**アルドステロン**が代表的。

・尿細管（にょうさいかん）で Na^+ の再吸収を促し、体液量を増加させる。

b　糖質コルチコイド（グルココルチコイド）

・副腎皮質の中間層の**束状帯**（そくじょうたい）から分泌される。

・**コルチゾール**が代表的。

・肝臓でのグルコースの合成を促し、**血糖値を上げる**。

・**抗ストレス作用**、**抗炎症作用**（こうえんしょう）がある。

c　アンドロゲン

・副腎皮質の下層の**網状帯**（もうじょうたい）から分泌される。

・**性ホルモン**として性機能の発達などにかかわる。

②**副腎髄質ホルモン**（カテコールアミン）

・主に**アドレナリン**、**ノルアドレナリン**などがある。

・アドレナリン等は強心作用、血糖値上昇、代謝亢進、血圧上昇作用など、**交感神経と同様**の作用を持つ。

試験に出る語句

糖質コルチコイド
副腎皮質ホルモンの一つ。強い抗炎症作用を持つため、さまざまな炎症性疾患の治療薬として利用されている。

副腎髄質ホルモン
副腎髄質は、いわば交感神経の節後ニューロンが形を変えたものである。ただし交感神経の節後線維のシナプスではノルアドレナリンしかつくれないが、副腎ではより強力な作用を持つアドレナリンができる。

キーワード

コルチコイド
コルチコステロイドともいう。皮質という意味の「cortex」とステロイドを合わせた言葉で、副腎皮質から分泌されるステロイドホルモンの総称。

カテコールアミン
カテコラミンともいう。アミノ酸のチロシンの誘導体で、カテコールという構造を持つアミンという意味。ホルモンや神経伝達物質として働く。

副腎は腎臓の上に載っている内分泌腺で、皮質からは副腎皮質ホルモンが、髄質からは副腎髄質ホルモンが分泌される。

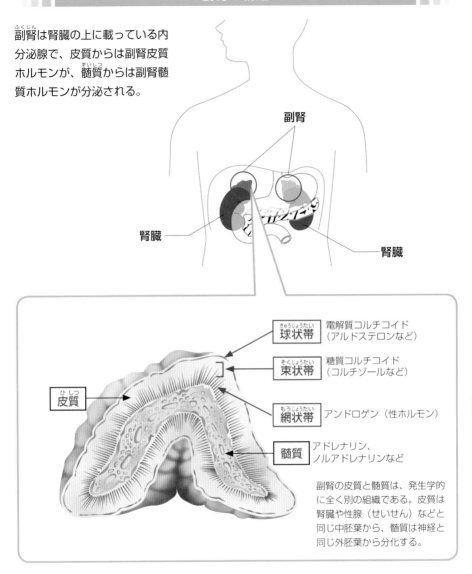

副腎

腎臓

腎臓

球状帯 — 電解質コルチコイド（アルドステロンなど）

束状帯 — 糖質コルチコイド（コルチゾールなど）

皮質

網状帯 — アンドロゲン（性ホルモン）

髄質 — アドレナリン、ノルアドレナリンなど

副腎の皮質と髄質は、発生学的に全く別の組織である。皮質は腎臓や性腺（せいせん）などと同じ中胚葉から、髄質は神経と同じ外胚葉から分化する。

内分泌

●副腎のホルモン

部位		ホルモン	主な働き
皮質	球状帯	電解質コルチコイド	Na^+の再吸収を促し、体液量を維持する
	束状帯	糖質コルチコイド	血糖値を上昇させる。抗炎症作用
	網状帯	アンドロゲン	性機能を発達させる
髄質		アドレナリン・ノルアドレナリン	強心（作用）、血糖値上昇、代謝亢進、血圧上昇など

膵臓の内分泌機能

- ●膵臓のランゲルハンス島はホルモンを分泌する内分泌腺である。
- ● A（α）細胞から分泌されるグルカゴンは血糖値を上げる。
- ● B（β）細胞から分泌されるインスリンは血糖値を下げる

ランゲルハンス島が膵臓の内分泌腺である

　膵臓は、強力な消化液を分泌する**外分泌腺**（P.174 参照）ですが、ホルモンを分泌する**内分泌腺**の働きも持っています。膵液を分泌する腺房の間に、直径 **0.1mm** 程度のランゲルハンス島が散在しています。ランゲルハンス島はA（α）細胞、B（β）細胞などホルモンを分泌する細胞の固まりです。ランゲルハンス島の 20％ ほどを占める A（α）細胞は**グルカゴン**を、70％ほどを占める B（β）細胞はインスリンを分泌します。これらはいずれも**血糖値**の調節にかかわるホルモンです。

＜血糖値を調節するホルモンの働き＞

　膵臓のランゲルハンス島から分泌される主なホルモンとその働きは以下の通りです。

①**グルカゴン**

・ランゲルハンス島の A（α）細胞から分泌される。

・血糖値が低下（およそ 70mg/dℓ 以下）すると分泌され、**肝臓**に蓄積されている**グリコーゲン**を分解してグルコース（ブドウ糖）を放出させ、アミノ酸や脂質からのグルコース合成（**糖新生**）を促進し、**血糖値を上げる**。

②**インスリン**

・ランゲルハンス島の B（β）細胞から分泌される。

・血糖値がおよそ 90mg/dℓ を超えると、一定量が分泌される。これを**基礎分泌**という。

・血糖値がさらに上昇すると相関して分泌が増加する。

・全身の細胞に、グルコース（ブドウ糖）を取り込んで利用するように促し、**血糖値を下げる**。

試験に出る語句

ランゲルハンス島
膵臓にある直径 0.1mm ほどの内分泌腺で、A（α）細胞、B（β）細胞などがあり、毛細血管が取り巻いている。膵臓全体の 1 ～ 2％を占め、20 万～ 200 万個あるとされる。

インスリン
ランゲルハンス島の B（β）細胞から分泌されるペプチドホルモン。基礎分泌のうえに、血糖値に相関して分泌が増加する。全身の細胞にグルコース（ブドウ糖）の取り込みを促して血糖値を下げる。

キーワード

糖新生
肝臓で、糖質以外の物質からグルコース（ブドウ糖）を合成して放出する仕組み。血糖値を上昇させる。

メモ

D（δ）細胞
ランゲルハンス島の A（α）細胞と B（β）細胞を除く残りの 10％は、グルカゴンやインスリンなどの分泌を抑制するソマトスタチンを分泌する D（δ ＝デルタ）細胞と、胃液の酵素の分泌促進などの働きを持つ膵ペプチドを分泌する PP 細胞で占められている。

膵臓のランゲルハンス島の構造

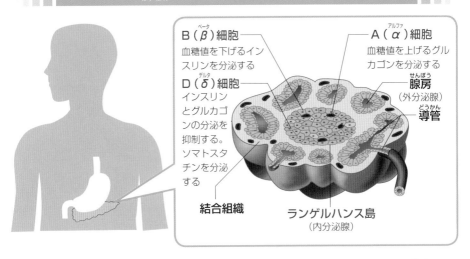

B（β）細胞
血糖値を下げるインスリンを分泌する

D（δ）細胞
インスリンとグルカゴンの分泌を抑制する。ソマトスタチンを分泌する

A（α）細胞
血糖値を上げるグルカゴンを分泌する

腺房（外分泌腺）

導管

結合組織

ランゲルハンス島（内分泌腺）

血糖値を調節する仕組み

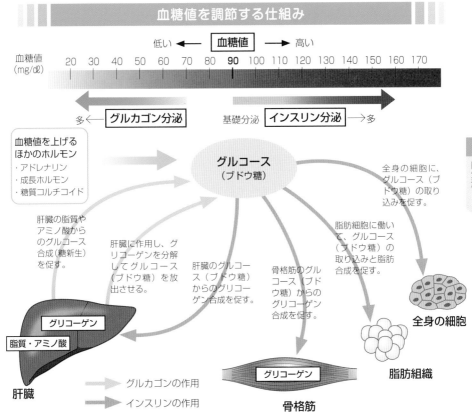

低い ← 血糖値 → 高い

血糖値（mg/dℓ）　20　30　40　50　60　70　80　90　100　110　120　130　140　150　160　170

多← グルカゴン分泌　　基礎分泌 インスリン分泌 →多

血糖値を上げるほかのホルモン
・アドレナリン
・成長ホルモン
・糖質コルチコイド

グルコース（ブドウ糖）

全身の細胞に、グルコース（ブドウ糖）の取り込みを促す。

肝臓の脂質やアミノ酸からのグルコース合成（糖新生）を促す。

肝臓に作用し、グリコーゲンを分解してグルコース（ブドウ糖）を放出させる。

肝臓のグルコース（ブドウ糖）からのグリコーゲン合成を促す。

骨格筋のグルコース（ブドウ糖）からのグリコーゲン合成を促す。

脂肪細胞に働いて、グルコース（ブドウ糖）の取り込みと脂肪合成を促す。

グリコーゲン

脂質・アミノ酸

肝臓

グルカゴンの作用

インスリンの作用

グリコーゲン

骨格筋

全身の細胞

脂肪組織

内分泌

221

消化管ホルモン

ポイント

●消化管ホルモンは、消化管の粘膜にある細胞から分泌される。
●食べ物や消化物が粘膜に触れることによって分泌が起こる。
●分泌部位の口側の機能を抑制し、肛門側の機能を促進する。

消化管の分泌や運動の機能を調節する

　消化管の粘膜からは、消化液の分泌や消化管の運動を調節するホルモンが分泌されています。消化管ホルモンは、食べ物やその消化物が触れると、消化管粘膜にある特別な細胞から分泌され、血液を介して標的器官に作用します。基本的には、分泌される部位より口側の機能を抑制し、肛門側の機能を促す働きをしています。現在のところ20種類以上の消化管ホルモンが確認されています。

＜主な消化管ホルモンと働き＞

　消化管ホルモンには以下のようなものがあります。

①ガストリン
・胃の幽門（ゆうもん）粘膜や胃腺にあるG細胞から分泌される。
・胃酸、膵液の分泌促進、胃の運動促進などの他、わずかに胆嚢（たんのう）の収縮作用などもある。

②セクレチン
・十二指腸粘膜にあるS細胞から分泌される。
・膵液（すいえき）の分泌促進、幽門括約筋（かつやくきん）の収縮（胃から十二指腸に一度に大量の糜粥（びじゅく）が流れてこないようにする）、胃液分泌の抑制などの働きがある。

③コレシストキニン・パンクレオザイミン
・十二指腸粘膜にあるI細胞から分泌される。
・胆嚢収縮作用、胆汁分泌促進（P.172参照）、小腸、大腸の運動を促進、胃の運動を抑制、幽門括約筋を収縮させる。

④胃抑制ペプチド
・十二指腸粘膜から分泌される。
・胃液の分泌や胃の運動を抑制する。

試験に出る語句

消化管ホルモン
消化管は内分泌器官ではないが、粘膜からは消化管の分泌や運動を調節するさまざまなホルモンが分泌されている。大半はペプチドホルモンである。

ガストリン
胃で分泌されるホルモン。胃粘膜に、たんぱく質、アルコール、カフェインなどが作用すると分泌される。胃液や膵液の分泌促進、胆嚢収縮などの働きがある。

キーワード

コレシストキニン・パンクレオザイミン
CCK・PZと記述することがある。コレシストキニンとパンクレオザイミンは、発見時は別のものと考えられていたが同じ物質であることが分かり、2つの物質名が並記されるようになった。最近では単にコレシストキニンということも多い。

メモ

消化管ホルモン
消化管ホルモンを分泌する細胞は、集まって固まりをつくったり、腺の形を取ったりせず、粘膜を構成する細胞の間に散在している。

消化管ホルモンは、食べ物や消化物が消化管粘膜に付くことで分泌が促される。基本的には、分泌部位より口側の機能を抑制し、肛門側の機能を促進する。

①ガストリン

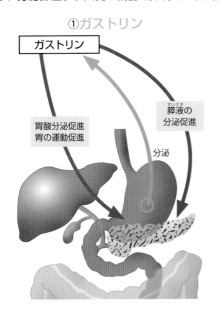

②セクレチン

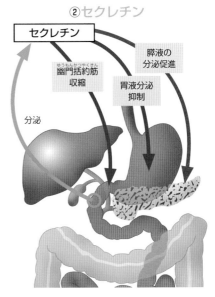

③コレシストキニン・パンクレオザイミン

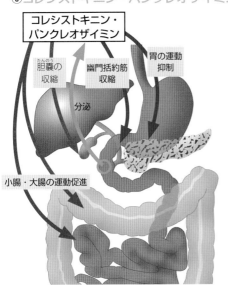

④胃抑制ペプチド

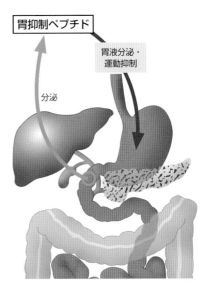

内分泌

223

内分泌

卵巣の働き

ポイント

●卵巣からはエストロゲンとプロゲステロンが分泌される。

●成熟期にはこれらのホルモンの作用で妊娠の準備が行なわれる。

●卵巣のホルモンは、下垂体の性腺刺激ホルモンによって分泌される。

卵巣はエストロゲンとプロゲステロンを分泌する

　卵巣は、膀胱と直腸の間に位置する子宮の両側にあり、女性ホルモンを分泌し、卵子を成熟させて排卵し、妊娠や出産に備えるための内分泌腺です。

　卵巣からはエストロゲン（卵胞ホルモン）とプロゲステロン（黄体ホルモン）が分泌されています。これらの性ホルモンの分泌は、下垂体から分泌される卵胞刺激ホルモンと黄体形成ホルモンによって促されます。

　成長に伴い、下垂体からの性腺刺激ホルモンと卵巣からのエストロゲンの分泌が増加して、乳房が発達し、体脂肪が増加して女性らしい体になります。また卵巣で卵子が成熟するようになり、やがて月経が起こります。

＜成熟期の女性の性ホルモンと働き＞

　正常な月経周期の成熟期の女性の性ホルモンと、その働きは次の通りです（分泌量の変化は、P.228 参照）。

①エストロゲン（卵胞ホルモン）

・卵胞から分泌される。

・卵胞と卵胞内の卵子を成熟させ、子宮内膜を厚くする。

・排卵に向けて分泌量が増加し、黄体期にも増加する。

②プロゲステロン（黄体ホルモン）

・卵胞から成熟した卵子が排卵すると、あとの抜け殻が黄体となり、プロゲステロンを分泌する。

・卵胞期に厚くなった子宮内膜を充実させ、受精卵の着床に備える。

・子宮筋の緊張を低下させる（妊娠を維持する）。

・視床下部の温熱中枢を刺激し、体温を上昇させる。

試験に出る語句

エストロゲン（卵胞ホルモン）
卵胞から分泌される。卵子を成熟させ、子宮内膜の増殖を促す。妊娠後は胎盤からも分泌される。

プロゲステロン（黄体ホルモン）
排卵後の黄体から分泌される。子宮内膜の増殖を止め、充実させる。体温を上げる作用があるため、基礎体温を測定することにより性周期の状態を推察できる。

キーワード

性腺刺激ホルモン
下垂体から分泌される卵胞刺激ホルモンや黄体形成ホルモンのこと。ゴナドトロピンとも呼ばれる。月経周期の半ばで黄体形成ホルモンの分泌量が急激に上昇すると、排卵が起き黄体が形成される。

メモ

月経
排卵した卵子が受精・妊娠しなかった場合は、黄体が自然に萎縮して白体となり、エストロゲン、プロゲステロンともに分泌量が減少する。すると子宮内膜がはがれ、血液や粘液などとともに排出される。これが月経である。

卵巣とその周辺の構造

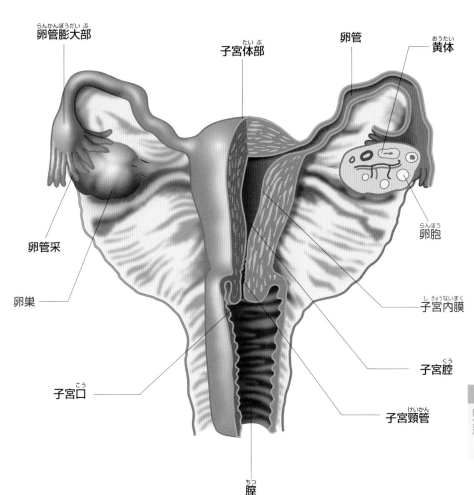

卵管膨大部（らんかんぼうだいぶ）

子宮体部（たいぶ）

卵管

黄体（おうたい）

卵管采

卵巣

子宮口（こう）

卵胞（らんぽう）

子宮内膜（しきゅうないまく）

子宮腔（くう）

子宮頸管（けいかん）

膣（ちつ）

内分泌

●卵巣のホルモンとその働き

	エストロゲン	プロゲステロン
分泌	卵胞から	黄体から
思春期	第二次性徴を起こす	－
卵胞	卵子の成熟	－
乳腺	乳管の増殖	腺房の増殖
子宮内膜	増殖、肥厚	充実、分泌促進、浮腫（ふしゅ）状にする
基礎体温	低下	上昇
子宮筋	収縮しやすくする	収縮しにくくする（妊娠の維持）

精巣の働き

- ●精巣からはテストステロンなどの男性ホルモンが分泌される。
- ●男性ホルモンには男性らしい体をつくる働きがある。
- ●下垂体の性腺刺激ホルモンによって男性ホルモンが分泌される。

男性ホルモンは男らしさをつくる

精巣は、陰茎の下後方に垂れ下がる陰嚢の中に2つあります。精巣の働きは、性ホルモンを分泌することと、精子をつくることです。精巣からは男性ホルモン（アンドロゲン）が分泌されています。男性ホルモンの代表的なものはテストステロンです。

下垂体から分泌される性腺刺激ホルモンの卵胞刺激ホルモンと黄体形成ホルモンは、男性でも女性と同様に分泌されており、卵胞刺激ホルモンはテストステロンとともに精子の形成を促し、黄体形成ホルモンはテストステロンの産生を促進する働きがあります。

成長に伴い、性腺刺激ホルモンと男性ホルモンの分泌が増加してくると、外性器が発達し、体つきががっしりと男らしくなり、体毛が濃くなってひげが伸び、のどぼとけが隆起し、声変わりをするなどの第二次性徴が起こります。また男性ホルモンは、性欲や性衝動を亢進させるほか、積極性や攻撃性などの精神活動、頭髪の脱毛などとも関係しているといわれています。

男性ホルモンは胎生期に性器を男性型にする

男の子の場合、胎生6〜24週のころにテストステロンが大量に分泌されます。これはアンドロゲンシャワーと呼ばれるもので、性器の形を男性型にする働きがあります。男女の性器の元になるのは共通の器官なのですが、妊娠初期にアンドロゲンシャワーを浴びると男性器に、浴びなければ女性器に分化します。

 試験に出る語句

アンドロゲン
男性ホルモンのことで、代表的なテストステロンと、ジヒドロテストステロン、デヒドロエピアンドロステロンの総称。精巣のほか、副腎皮質からも分泌されている、ステロイドホルモンである。

テストステロン
男性ホルモンのうち代表的なものを指す。胎生期の男性器の形成や、思春期の第二次性徴を促す。

 キーワード

性腺刺激ホルモン
下垂体から分泌される卵胞刺激ホルモンと黄体形成ホルモンのこと。日本語では女性の性機能に合わせた名称になっているが、男性でも分泌されている。

 メモ

男女のホルモン変化
男性ホルモンも女性ホルモンもステロイドホルモンで、いずれもその構造はよく似ている。例えば女性ホルモンのプロゲステロンに酵素が作用すると男性ホルモンのテストステロンができ、それに別の酵素が作用すると女性ホルモンのエストロゲンに変化する。

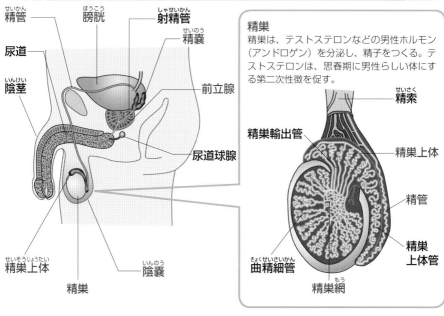

精巣とその周辺の構造

精管
膀胱（ぼうこう）
射精管（しゃせいかん）
精嚢（せいのう）
尿道
前立腺
陰茎（いんけい）
精巣上体（せいそうじょうたい）
尿道球腺
精巣
陰嚢（いんのう）

精巣
精巣は、テストステロンなどの男性ホルモン（アンドロゲン）を分泌し、精子をつくる。テストステロンは、思春期に男性らしい体にする第二次性徴を促す。

精索（せいさく）
精巣輸出管
精巣上体
精管
精巣上体管
曲精細管（きょくせいさいかん）
精巣網（もう）

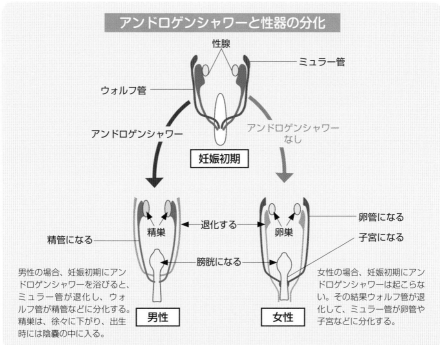

アンドロゲンシャワーと性器の分化

性腺
ミュラー管
ウォルフ管
アンドロゲンシャワー
アンドロゲンシャワーなし
妊娠初期

精管になる
精巣
退化する
卵管になる
卵巣
子宮になる
膀胱になる

男性の場合、妊娠初期にアンドロゲンシャワーを浴びると、ミュラー管が退化し、ウォルフ管が精管などに分化する。精巣は、徐々に下がり、出生時には陰嚢の中に入る。

男性

女性の場合、妊娠初期にアンドロゲンシャワーは起こらない。その結果ウォルフ管が退化して、ミュラー管が卵管や子宮などに分化する。

女性

内分泌

女性の月経周期

- ●成熟期の女性は月経周期ごとに妊娠のための準備をしている。
- ●卵胞期は卵胞と卵子の成熟と子宮内膜の増殖が起こる。
- ●排卵は、下垂体の黄体形成ホルモンの刺激によって起こる。

卵子が成熟し子宮内膜が増殖する卵胞期

　月経が開始した日から次の月経開始の前日までを**月経周期**といい、卵胞から卵子が飛び出す排卵を境に、前半の**卵胞期**と後半の**黄体期**に分けることができます。

　卵胞期は、排卵に向けて卵胞と卵子を成熟させ、受精卵が着床する布団となる**子宮内膜**を**増殖**させる期間です。卵子になる細胞は、出生時にすでに卵巣の原始卵胞の中にあり、休止状態になっています。卵胞期に下垂体の**卵胞刺激ホルモン**と卵胞の**エストロゲン**が作用すると、原始卵胞のうち数個程度が目覚め、成熟していきます。

　子宮の内側を覆う子宮内膜は、**受精卵**が着床するための布団になります。月経で子宮内膜の機能層がはがれると、残った基底層が卵胞ホルモンの作用で増殖し、新たな機能層を形成して厚くなっていきます。

排卵の仕組みと黄体の働き

　卵胞とその中の卵子が十分に成熟したころ、下垂体から**黄体形成ホルモン**（LH ⇒ P.212 参照）が一気に分泌され（LH サージという）、最も成熟した卵胞から卵子が飛び出す**排卵**が起こります。つまり1回の月経周期で排卵される卵子は、原則として**1個だけ**です。

　排卵した後の卵胞は**黄体**に変化し、エストロゲンに加え、**プロゲステロン**を分泌するようになります。プロゲステロンは、受精卵の着床に備えて、**子宮内膜**にグリコーゲンや脂質などを蓄積させるとともに、浮腫状にしてフカフカの状態に充実させます。

試験に出る語句

卵胞期
月経開始から排卵までの期間。卵胞からエストロゲンが分泌され、卵胞と卵子が成熟し、子宮内膜が増殖・肥厚する。

排卵
下垂体の黄体形成ホルモン（LH）のLHサージによって、成熟した卵胞から卵子が飛び出すこと。排卵される卵子は、原則として1回の月経周期で1個だけである。

黄体期
排卵後から次の月経が開始する前日までのこと。14日±2日程度である。排卵した後に卵胞が黄体に変化し、黄体からプロゲステロンが分泌され、子宮内膜が充実する。

キーワード

原始卵胞
卵子をつくる減数分裂（P.24 参照）が途中で止まった状態の卵子（のもと）が入った、いわば未熟な卵胞。女子は出生時にすでに原始卵胞を卵巣に持っている。

エストラジオール
エストロゲンの一種。エストロゲンには、エストロン、エストラジオール、エストリオールがある。

月経周期とホルモンの関係は次のようになっている

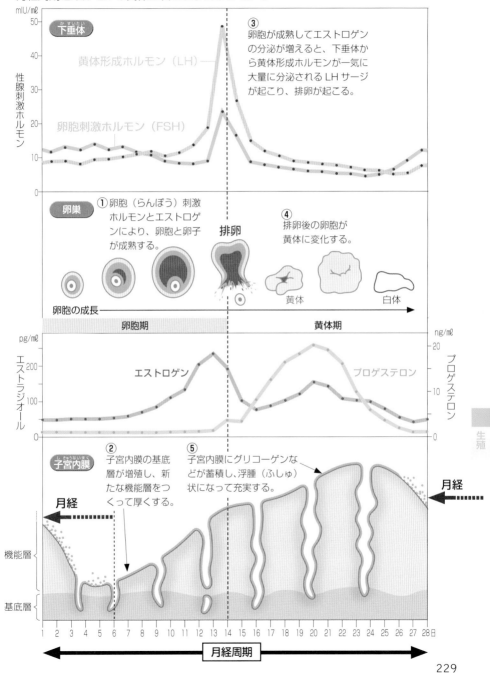

③ 卵胞が成熟してエストロゲンの分泌が増えると、下垂体から黄体形成ホルモンが一気に大量に分泌されるLHサージが起こり、排卵が起こる。

① 卵胞（らんぽう）刺激ホルモンとエストロゲンにより、卵胞と卵子が成熟する。

④ 排卵後の卵胞が黄体に変化する。

② 子宮内膜の基底層が増殖し、新たな機能層をつくって厚くする。

⑤ 子宮内膜にグリコーゲンなどが蓄積し、浮腫（ふしゅ）状になって充実する。

男性の生殖機能

ポイント
●精子は、曲精細管でつくられ、精巣上体で成熟し、精管で待機する。
●精子は思春期から老年期までつくられ続ける。
●精液には、精嚢、前立腺、尿道球腺からの分泌液が混じる。

精子は精巣の曲精細管でつくられる

　精子は、精巣の**曲精細管**（P.227 参照）の中で絶えずつくられています。曲精細管の内壁には精子のもとになる**精祖細胞**が並んでいて、思春期から老年期に至るまで分裂・増殖を続けています。精祖細胞は次々に**減数分裂**（P.24参照）を行ない、**一次精母細胞、二次精母細胞、精子細胞**へと変化して、最後にしっぽを持つ精子になります。**精子は、1 日に 3000 万個もつくられている**といわれています。

＜精子がつくられるプロセス＞

　精祖細胞から運動能力を持つ精子がつくられるプロセスは次の通りです。

①**精祖細胞が減数分裂**を行ない、できた細胞は曲精細管の内腔側に押し出されていく。

②丸い精子細胞がしっぽを持つ**精巣精子**に変態する。**精巣精子**はまだ運動機能や受精能力を持たない。

③精巣精子が後ろから押されるようにして、または管の運動によって**精巣上体**に移動する。

④精巣精子は、精巣上体からの分泌物によって運動機能や受精機能を獲得し成熟した精子になる。

精液の成分と通過ルート

　完成した精子は精巣上体から**精管**に移動し、射精までそこで待機します。性的興奮が高まって**射精**が起こると、精子は、精管から**精管膨大部**、前立腺を貫く**射精管**を経て、**尿道**を通って外に出ます。その途中で精液には、**精嚢液**や**前立腺液、尿道球腺**からの分泌物が混ざります。

試験に出る語句

精巣上体
精巣の上後部にある細長い器官で、曲精細管から続く精巣輸出管と、精巣上体管が蛇行してぎっしり詰まっている。精巣上体管の壁の細胞から分泌される物質が、未熟な精子を運動機能や受精機能を持つ精子に変える。

キーワード

射精
性的興奮が高まると、精管や精嚢などの収縮が起き、内尿道括約筋が閉じて、後部尿道に精液が充満する。さらに後部尿道や海綿体周囲の骨格筋が律動的に収縮して、精液が一気に排出される。

精液
精子に、精嚢液、前立腺液、尿道球腺の分泌物が混ざったもの。性的興奮が高まると、膀胱（ぼうこう）の出口の内尿道括約筋が閉じるので、尿は精液に混ざらない。

メモ

限りない精子
女性の場合、卵子のもとになる細胞は出生時にすでに備わっており、排卵できる卵子の数には限りがある。しかし男性の場合は、精子のもとになる精祖細胞は老年期になっても増殖を続け、精子の数に限りはない。

精子の形成と精液のルート

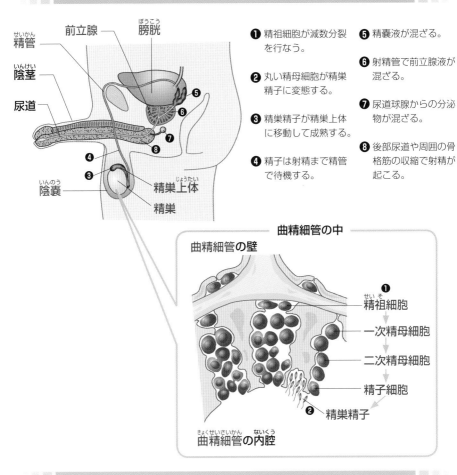

精管（せいかん）
前立腺
膀胱（ぼうこう）
陰茎（いんけい）
尿道
陰嚢（いんのう）
精巣上体（じょうたい）
精巣

① 精祖細胞が減数分裂を行なう。

② 丸い精母細胞が精子に変態する。

③ 精巣精子が精巣上体に移動して成熟する。

④ 精子は射精まで精管で待機する。

⑤ 精嚢液が混ざる。

⑥ 射精管で前立腺液が混ざる。

⑦ 尿道球腺からの分泌物が混ざる。

⑧ 後部尿道や周囲の骨格筋の収縮で射精が起こる。

曲精細管の中

曲精細管の壁

① **精祖細胞**（せいそ）
↓
一次精母細胞
↓
二次精母細胞
↓
精子細胞
↓
② **精巣精子**

曲精細管の内腔（きょくせいさいかん）（ないくう）

生殖

精子の構造

精巣の曲精細管で精祖細胞からつくられる。1 個の精祖細胞からは 256 個の精子ができる。精子はミトコンドリアでつくられるエネルギーで尾部を動かして泳ぐ機能を持つ。

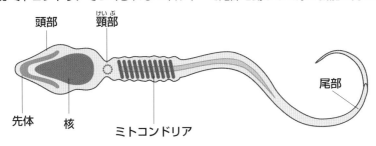

頭部　**頸部**（けいぶ）　**尾部**（びぶ）

先体　**核**　**ミトコンドリア**

231

生殖

受精と妊娠の成立

ポイント

- ●卵子と精子は卵管膨大部で出合い、受精が起こる。
- ●腟から卵子までの競争を勝ち抜いた1個の精子だけが受精できる。
- ●受精後から7日ごろに受精卵が子宮内膜に着床し、妊娠が成立する。

受精は卵管膨大部で行なわれる

体細胞の半分のDNAを持つ卵子と精子の核が合体し、体のすべての細胞のもとになる1個の**受精卵**ができることを**受精**といいます。

受精は女性の**卵管膨大部**で起こります。卵巣から排卵された卵子は、**卵管采**に拾われて膨大部に移動します。一方、**射精**によって腟に放出された**精子**は、自力で泳ぎ、**子宮頸管**、**子宮腔**を通って**卵管**へと進み、卵管膨大部に向かいます。一度に放出される精子の数は億単位ですが、途中で迷ったり力尽きたりして淘汰され、卵管まで到達できるのは数百程度、卵子のところまでたどり着けるのは**数十個**といわれています。

卵子のところに到着した精子は、一斉に卵子に取りつき、先体から酵素を出して卵子の周囲を取り巻く**透明帯**を溶かして頭を突っ込もうとします。そして戦いを勝ち抜いた1個の精子が卵子に侵入すると、周囲の透明帯が変化して強力なバリアーとなり、ほかの精子の侵入を妨ぎます。

受精卵は子宮内膜に着床する

卵管膨大部でできた受精卵は、卵管壁に生えている線毛の動きと卵管の蠕動運動によって子宮腔に運ばれていきます。その間、受精卵は細胞分裂を繰り返し、子宮腔に到達するころには内部に体液を入れた腔を持つ**胞胚**になります。受精卵は受精後7日ごろに子宮腔に到達し、自ら放出する酵素で子宮内膜を溶かして潜り込み、**着床**します。これで**妊娠が成立**し、ここで胎児が成長していきます。

試験に出る語句

受精
卵子と精子が合体すること。卵管膨大部で起こる。精子は、先体の酵素で卵子周囲の透明帯を溶かして頭を突っ込もうとする。そして最も早く卵子に到達した1個の精子だけが卵子と受精できる。

キーワード

透明帯
卵子の周囲を取り巻いている透明の物質で、多糖類でできている。卵子を保護する働きがある。精子は透明帯を溶かして卵子に侵入する。

胞胚
受精卵が細胞分裂を繰り返し、たくさんの細胞の固まりである桑実胚（そうじつはい）から、内部に体液が入った胞胚腔を持ち、一部に細胞が集まった構造の胚になったもの。

メモ

受精のタイミング
精子の寿命は2～3日程度で、さらに長く生きるものもある。一方、卵子の寿命は半日から長くて1日程度である。つまり受精のチャンスはかなり少ないものだといえる。

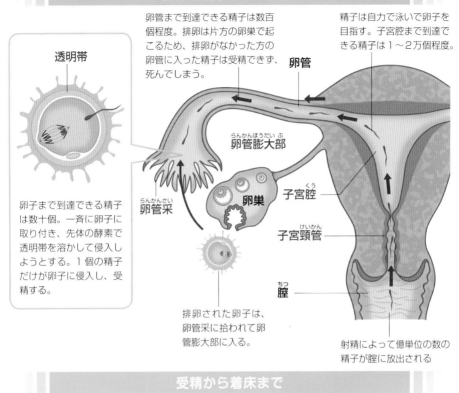

透明帯

卵管まで到達できる精子は数百個程度。排卵は片方の卵巣で起こるため、排卵がなかった方の卵管に入った精子は受精できず、死んでしまう。

精子は自力で泳いで卵子を目指す。子宮腔まで到達できる精子は1〜2万個程度。

卵管

卵管膨大部

らんかんさい
卵管采

卵巣

くう
子宮腔

けいかん
子宮頸管

ちつ
膣

卵子まで到達できる精子は数十個。一斉に卵子に取り付き、先体の酵素で透明帯を溶かして侵入しようとする。1個の精子だけが卵子に侵入し、受精する。

排卵された卵子は、卵管采に拾われて卵管膨大部に入る。

射精によって億単位の数の精子が膣に放出される

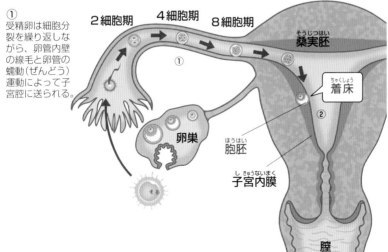

①
受精卵は細胞分裂を繰り返しながら、卵管内壁の線毛と卵管の蠕動（ぜんどう）運動によって子宮腔に送られる。

2細胞期　**4細胞期**　**8細胞期**

そうじつはい
桑実胚

①

ちゃくしょう
着床

卵巣

ほうはい
胞胚

し きゅうないまく
子宮内膜

②

膣

②
受精後7日ごろに、胞胚の形になった胚が子宮腔に到達し、自ら出す酵素で子宮内膜を溶かし、潜り込み着床する。着床して妊娠成立となる。

生殖

索引

235

237

【監修者紹介】

中島雅美　（なかしま まさみ）

1956年福岡県生まれ。1978年九州リハビリテーション大学校卒業。福岡大学病院リハビリテーション科などに勤務。1983年西日本リハビリテーション学院専任講師、1992年同学院教務課長に就任。1996年放送大学教養学部に入学し「発達と教育」を専攻、2000年卒業。2012年3月から国試塾リハビリアカデミー 塾長、PTOT教育学習研究所 所長に就任し、同年7月から九州医療スポーツ専門学校 教育参与。『PT・OT基礎から学ぶ生理学ノート』（医歯薬出版）など、著書多数。

【参考文献】（五十音順）

『カラー図解　人体解剖の基本がわかる事典』竹内修二監修（西東社）

『ぜんぶわかる人体解剖図　系統別・部位別にわかりやすくビジュアル解説』
坂井建雄・橋本尚詞著（成美堂出版）

『みるみる解剖生理』第3版　松村讓兒編著（医学評論社）

『メディカルイメージブック　生理学』中島雅美編（医歯薬出版）

編　集	有限会社ヴュー企画（野秋真紀子）、石塚陽樹（マイナビ出版）
カバーデザイン	相原真理子
本文デザイン・DTP	佐野裕美子
執筆協力	鈴木泰子
イラスト	青木宣人　池田聡男　神林光二

運動・からだ図解　生理学の基本 新装版

2024年6月28日　初版第1刷発行

監　修	中島雅美
発行者	角竹輝紀
発行所	株式会社マイナビ出版
	〒101-0003
	東京都千代田区一ツ橋 2-6-3 一ツ橋ビル 2F
	電話　0480-38-6872（注文専用ダイヤル）
	03-3556-2731（販売部）
	03-3556-2738（編集部）
	URL　https://book.mynavi.jp

印刷・製本　シナノ印刷株式会社

ISBN978-4-8399-8721-3
©2024 Masami Nakashima
©2024 Mynavi Publishing Corporation
Printed in Japan